PERFECT MASTER

歯科国試
パーフェクトマスター

口腔インプラント学

萩原芳幸　著

第2版

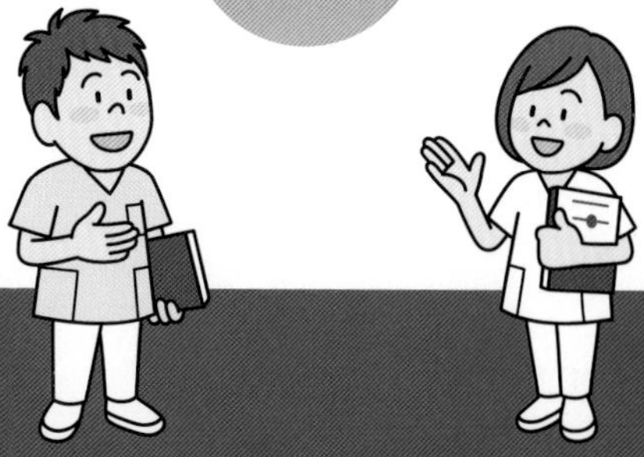

医歯薬出版株式会社

執筆者

日本大学歯学部歯科補綴学第Ⅱ講座

萩原芳幸

本書中のマークの見方

Check Point	：各章の最も大切な項目
よくでる	：歯科医師国家試験に頻出の内容
CHECK!	：必ず押さえておきたい重要ポイント
	：大切なキーワード，キーポイント
	：理解を助ける補足
コラム	：著者からのアドバイス

This book is originally published in Japanese
under the title of :
Shikakokushi Pāfekutomasutā Kōkū Inpurantogaku
(Oral Implants for National Board of Dental Examination)

Hagiwara, Yoshiyuki
Professor and Chair
Department of Partial Denture Prosthodontics
Nihon University School of Dentistry

ISHIYAKU PUBLISHERS, INC.
7-10, Honkomagome 1 chome, Bunkyo-ku,
Tokyo 113-8612, Japan

はじめに

口腔インプラント治療の目的は，歯の欠損に対してインプラント体を顎骨に埋入し，これに支持された上部構造により，失われた口腔機能と審美性の回復を図ることです．口腔インプラント治療を行うためには，基礎医学として解剖・組織学，病理学，微生物学，生体材料学の知識が，また臨床歯科医学としては歯科放射線学，口腔外科・麻酔学，歯科補綴学，歯周病学，矯正学の知識と医療技術が必要です．これらに加え，隣接医学や社会歯科学の知識も求められます．口腔インプラント学では，これらすべてを包括的に学習する必要があります．

歯科疾病構造は口腔衛生の向上と高齢化により大きく変貌し，急性期疾患である小児や若年者の齲蝕は大幅に減少した半面，中・高齢者の歯科慢性疾患が増加しています．それに伴い口腔インプラント治療の社会的ニーズが高まり，呼応するように「歯学教育モデル・コア・カリキュラム」や「歯科医師国家試験出題基準」における口腔インプラントの占める割合も変化しています．特に歯科医師国家試験では，以前と比較して出題数のみならず，単に口腔インプラントの基本知識を問う問題から実際の術式や使用器具に関連する設問が増加してきました．

このような状況を踏まえて，本書では以下の点を考慮した構成といたしました．

●標準的な口腔インプラント学の教科書である『よくわかる口腔インプラント学第３版』に準拠し，治療手順に従って重要な項目をできるだけ簡潔に記載しました．

●歯科医師国家試験出題基準との整合性を図り，表や図を多用して歯科医師国家試験の出題傾向の変容に対応できる内容を加味しました．

●学術用語は『口腔インプラント学学術用語集第４版』と『歯科補綴学専門用語集第５版』に準拠し，歯科医師国家試験出題基準との整合性を図りました．

本書が歯学生の卒前教育の教材として幅広く活用され，口腔インプラント学への理解がいっそう深まることを祈念しております．

2022年9月　　　　**萩原芳幸**

歯科国試パーフェクトマスター

口腔インプラント学 第２版　目次

Chapter 1
口腔インプラント学総論

Check Point

- インプラント治療の基本的事項を理解する.
- 生体材料（インプラント材料）を理解する.
- 生体材料の分類と骨組織の接触状態を理解する.
- オッセオインテグレーション（骨結合）を理解する.
- 初期固定（一次固定），二次固定を理解する.
- インプラントの成功基準を理解する.

I．インプラント治療の基本的事項

A 基本的なインプラント治療の流れ

インプラント治療は検査・診断を経て治療方針を決定し，その後インプラント体埋入手術（一次手術），二次手術を経て補綴処置を行う．上部構造装着後は状況に合わせたリコールプログラムを確立して，長期的なメインテナンスを継続する.

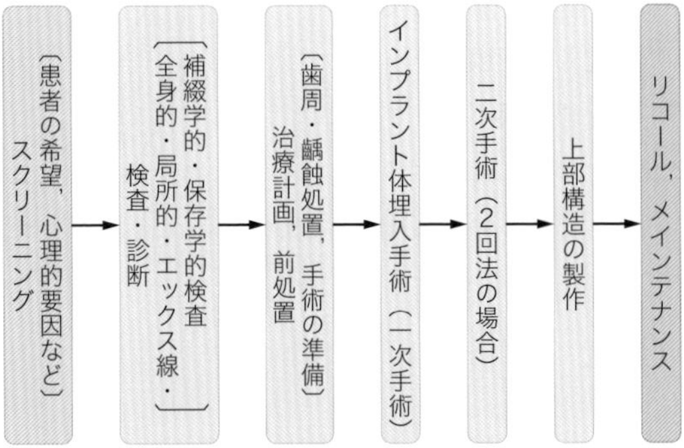

B インプラントの種類と構造

1）形状による分類

(1) 骨内インプラント

歯根に相当するインプラント体を顎骨内に埋入して，この上に歯冠補綴装置あるいは可撤性義歯を装着する．

①歯根型インプラント

円柱状（円錐形）で歯根形態に類似している．スクリュー型とシリンダー型があるが，現在はスクリュー型が主流である．チタン（チタン合金）製でオッセオインテグレーションを期待したインプラントである．➡現在使用されている大多数のインプラントが該当

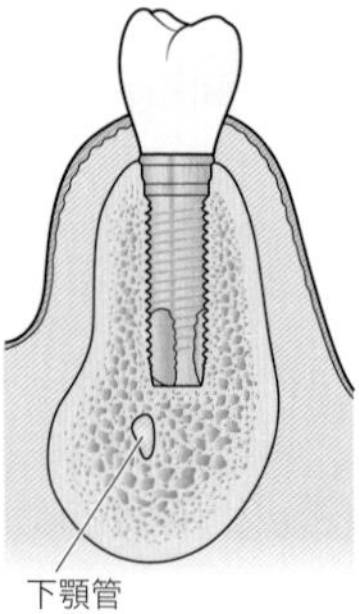

②ブレード型インプラント

Blade（刃）のように幅が狭く板状構造をしたインプラントを，歯槽骨内にバーで削合した溝（チャンネル）に打ち込んで固定する．

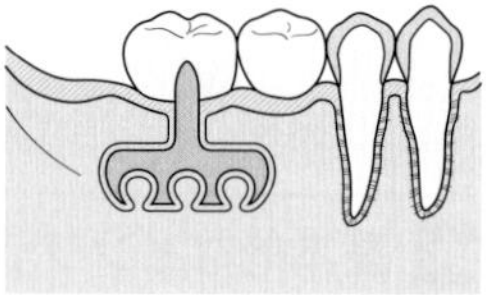

(2) 骨膜下インプラント

骨面を直接印象し，石膏模型上で2〜4本のポストを有するフレームワークをコバルトクロム合金で製作する．完成したフレームワークを骨面上に設置して，骨膜・粘膜弁で挟み込むように固定し（骨膜の下＝骨面上に設置するため骨膜下インプラントとよばれる），粘膜貫通ポストを利用し，ブリッジあるいは可撤性義歯を装着する．

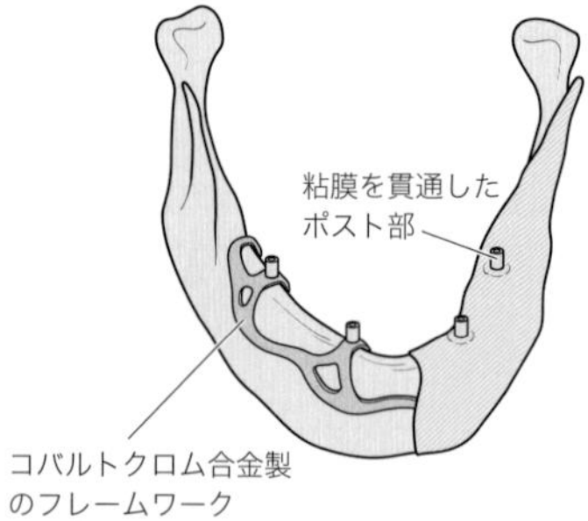

(3) 歯内骨内インプラント

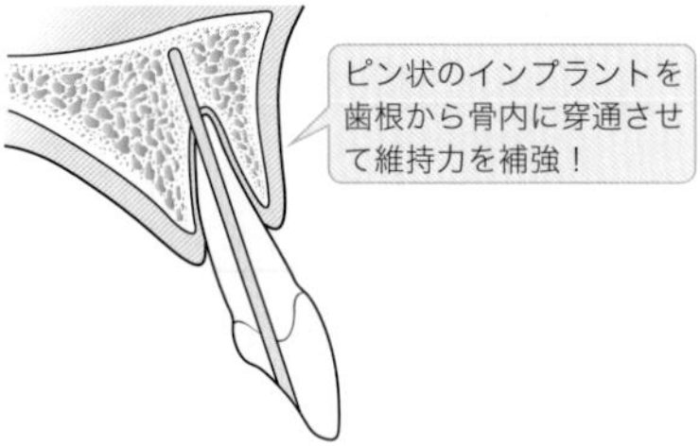

天然歯の根管を利用して，ピン状のインプラントを歯槽骨内に挿入し，歯周疾患や歯根破折などで支持力が低下した歯を補助的に支持する．

2）歯根型インプラントの基本構造

現在臨床応用されているインプラントは歯根型である．一般的にはツーピースのスクリュー型で，形状はテーパーもしくはストレート型が主流である．

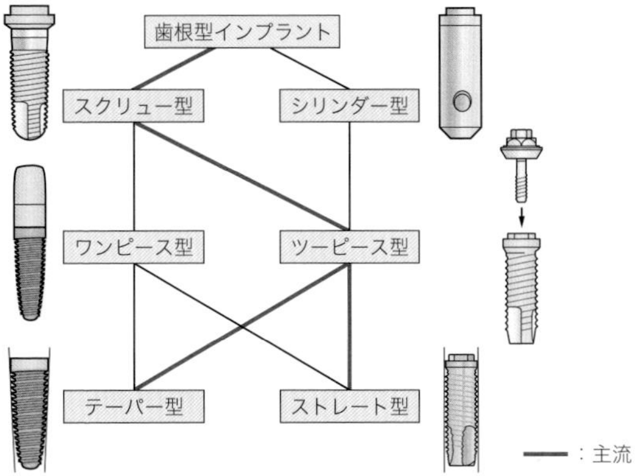

3）インプラント体の表面性状

初期のチタン製スクリュー型インプラントは，チタンを機械加工したままのスムーズな機械研磨表面であった．適度な粗造面を有するインプラントは骨結合力が増加するため，さまざまな表面改質方法が開発された．チタン表面の改質は生体不活性（バイオイナート→ p.7 参照）な結合を強化する目的であるが，ハイドロキシアパタイト（HA）コーティングは生体活性（バイオアクティブ→ p.7 参照）な結合を期待している．

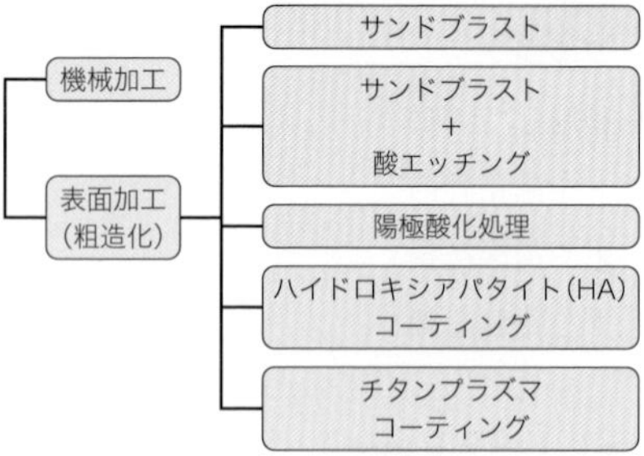

機械加工　サンドブラスト＋酸エッチング

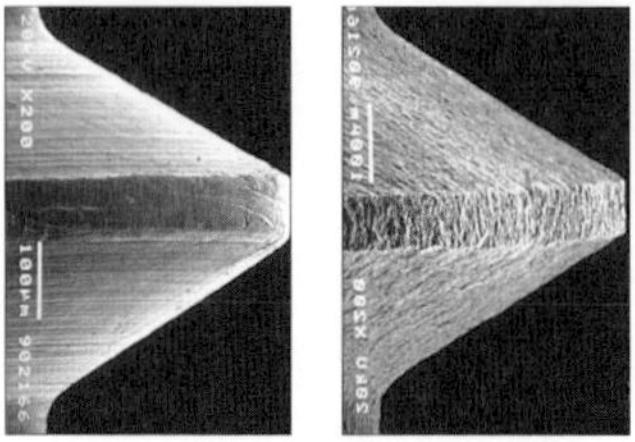

インプラントスクリュー部における表面の比較

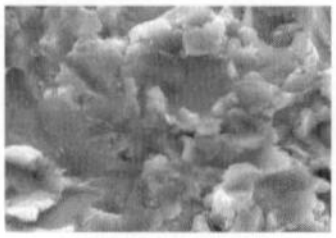

サンドブラスト
（酸化チタン粒子）

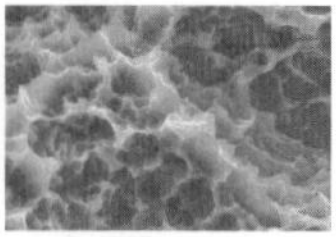

サンドブラスト
＋酸エッチング

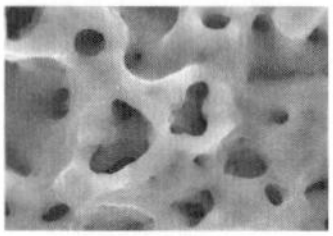

陽極酸化処理

（ジンマー・バイオメット・デンタル提供）

C インプラント体とアバットメントの連結機構による分類

顎骨内のインプラント体にアバットメントを連結して支台部分とし，その上に上部構造（補綴装置やアタッチメント）を固定する．インプラント体とアバットメントの連結機構によってインプラント体上部の形状が異なり，大きく３つに分類できる．

1）エクスターナルジョイント　エクスターナルコネクション

インプラント体上部に凸状の外部六角（external hexagon：ナット形態）を有する．この六角形がアバットメント内側の陥凹部（六角）と嵌合して回転防止機能を発揮する．インプラント体とアバットメントの接合面は平面同士で接するバットジョイントである．

エクスターナルジョイントは規格化によりさまざまなインプラントシステム間に互換性があり，現在まで幅広く応用されている．

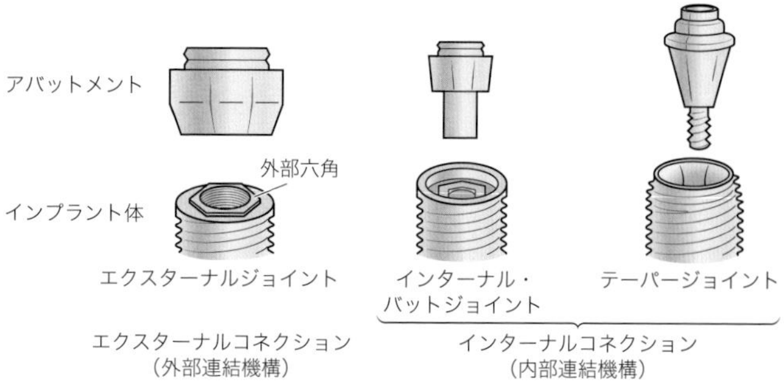

（歯学生の口腔インプラント学，2014[3] を参考に作成）

2）インターナル・バットジョイント インターナルコネクション

インプラント体内面が凹状になっており，アバットメント下部の凸状突起物と嵌合する．インプラント体の陥凹部には回転防止用のノッチ（六角，三角）が形成してあり，アバットメント底面の突起機構と嵌合して回転防止機能を発揮する．インプラント体とアバットメントの接合面は平面同士で接するバットジョイントである．エクスターナルジョイントと比較して，側方圧に対する抵抗力が大きく，アバットメントが緩みにくい．

3）テーパージョイント インターナルコネクション

インプラント体上部にアバットメント締結用テーパー（円錐形斜面）が付与されており，アバットメントを締結する際に「くさび効果」により強固に固定される．この連結機構ではマイクロギャップが著しく軽減され，感染経路が存在せず，かつ側方圧に対する抵抗力が大きくアバットメントの緩みが生じにくいといわれている．締結用テーパー最深部に回転防止機構を有する．

4）連結機構による側方力への抵抗性の違い　よくでる

アバットメントの連結機構により，離脱・動揺・回転に対する抵抗性が異なる．エクスターナルコネクションは側方力に対する抵抗性は低く，アバットメントスクリューが緩みやすい．インターナルコネクションはインプラント深部でアバットメントが固定されるため，側方力への抵抗性が高い．

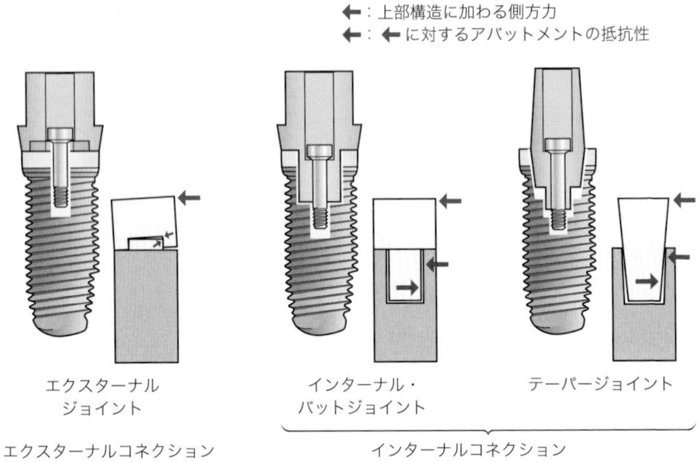

（よくわかる口腔インプラント学，第 3 版，2017[1] より改変）

Ⅱ. 生体材料（インプラント材料）

A 生体材料の所要性質

①生物学的安全性に優れる：細胞毒性，刺激性，アレルギー反応，溶血性，凝固性がない．

②生体内での安定性が高い：化学的に安定し，溶解，分解，腐食が起こらない．

③咬合圧や機能圧に耐える物理的性質

④加工性がよい．

B 生体材料の種類 よくでる

歯科において使用される主な生体材料

種類	種類
金属材料	ステンレス鋼，コバルトクロム合金，チタン，チタン合金
セラミックス材料	アルミナ，ハイドロキシアパタイト(HA)，リン酸三カルシウム(TCP)，バイオガラス
高分子材料	PMMA，ポリエチレン，ポリウレタン，シリコーンゴム
複合材料	コラーゲン複合体，ポリ乳酸複合体，キトサン複合体，アルギン酸複合体

C 生体材料の分類（生体内での反応） よくでる → p.44 参照

1）生体許容性（バイオトレラント biotolerant）

生体内で材料のイオン成分が溶出する．材料の吸収はないが，線維性の被包化が起こる．

2）生体不活性（バイオイナート bioinert）

生体内で材料の成分は溶出せず，無刺激で安定している．材料の吸収はない．

3）生体活性（バイオアクティブ bioactive）

生体内で材料はほとんど吸収されず，成分がわずかに溶出してインプラント材周囲の骨造成を促す．

4）生体内崩壊性（バイオデグレダブル biodegradable）

生体内で材料が吸収されながら新生骨に置換していく．

生体材料と組織の反応 よくでる

反応状態		インプラント材料と周囲組織反応	インプラント材料・骨補填材
生体許容性		結合組織性被膜 線維被包化	ステンレス鋼 コバルトクロム合金
生体不活性		骨組織と接触・結合（オッセオインテグレーション）	チタン，チタン合金 金属 ジルコニア，アルミナ，カーボン セラミックス
生体活性		骨組織と化学的に結合	生体(バイオ)ガラス ハイドロキシアパタイト
	生体内崩壊性	骨組織と化学的に結合 長期的に吸収される	リン酸三カルシウム 炭酸アパタイト
生体内崩壊性（吸収性）		骨内には基本使用しない 短・中期的に吸収される（骨補填材に比較して短期で吸収）	ポリ乳酸(PLA) ポリグリコール酸(PGA) ポリ乳酸・ポリグリコール酸共重合体(PLLA-PGA) ポリ乳酸・グリコール酸共重合体(PLGA) [バリアメンブレン・吸収性縫合糸など]

*ポリ乳酸，ポリ乳酸複合体はインプラント材料ではない(吸収性縫合糸，骨再生誘導法(GBR)用遮断膜)

D 各種材料の骨結合様式

1）介在性骨結合

骨と生体材料（インプラント材料）間に線維性結合組織が介在する．

材質：生体許容性材料（ステンレス鋼，コバルトクロム合金）

2）接触性骨結合

骨と生体材料（インプラント材料）は直接接する（光学顕微鏡レベル）．

材質：生体不活性材料（チタン，チタン合金，ジルコニア，アルミナ，カーボン）

3）化学的骨結合

骨と生体材料は生化学的に直接結合する．

材質：生体活性材料（ハイドロキシアパタイト，バイオガラス）
生体内崩壊性材料（リン酸三カルシウム）

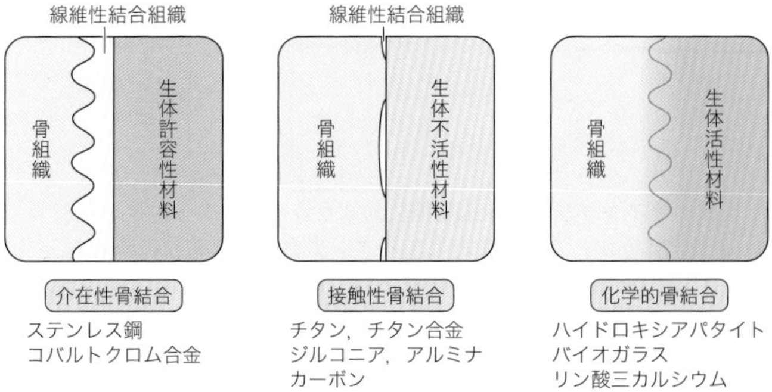

（よくわかる口腔インプラント学，第3版，2017[1]より改変）

Ⅲ．オッセオインテグレーション

A オッセオインテグレーションとは

オッセオインテグレーション（osseointegration；骨結合）とは異物である人工歯根（デンタルインプラント）が，臨床的には無症状な状態で顎骨内にしっかりと固定され，かつ生理的に歯として機能している状態をいう．

①“osseointegration”は骨を意味するossと結合を意味するintegrateを組み合わせた造語

②光学顕微鏡レベル➡生体を営む骨組織とインプラントが“光学顕微鏡レベルで直接密着し（50～70％程度），持続的な結合状態を呈してインプラントに加わった力が直接骨に伝達される状態”

③電子顕微鏡レベル➡チタン表面（酸化被膜：TiO_2）に50 nm程度の無構造のプロテオグリカン層が形成される．プロテオグリカン層に骨芽細胞が結合，経時的に骨化が開始されて最終的にオッセオインテグレーションが獲得される．よくでる

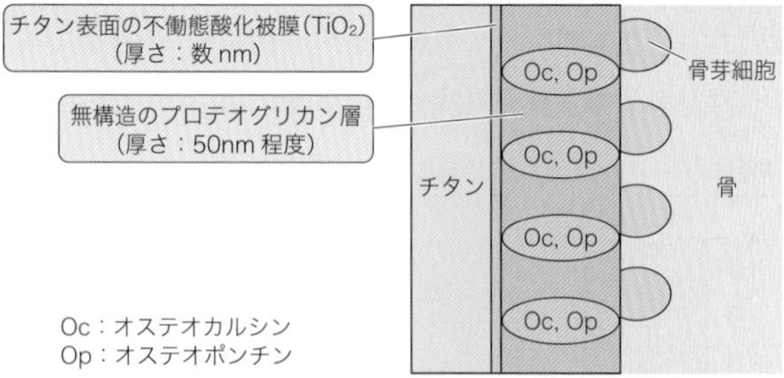

チタンインプラント埋入初期に幼若な骨芽細胞から産生された Oc や Op が，水酸基を介してチタン表面の酸化被膜に吸着し，50 nm 程度のプロテオグリカン層を形成する．Oc や Op は骨芽細胞の遊走性を高め，プロテオグリカンへの骨芽細胞の結合を促す．その後，Osteoid (類骨;石灰化前の骨組織) を経てオッセオインテグレーションが獲得される．

オステオカルシン：骨芽細胞の遊走能を高める．ハイドロキシアパタイトやカルシウムに親和的に結合する．
オステオポンチン：骨芽細胞の細胞膜貫通タンパク（インテグリン）に結合してカルシウムと親和性をもつ．

B オッセオインテグレーション獲得の条件

1）インプラント材料が生体不活性あるいは生体活性材料であること

インプラント体の材質＝チタン，HA コーティング

2）骨に発熱などの侵襲を与えずインプラント埋入窩の骨形成を行うこと

適切な外科術式（侵襲性が低い，埋入窩への火傷がない）

3）骨の治癒期間中に過大な負荷がかからないこと

負荷＝骨結合期間中に外力が作用しない，初期固定がよい，微小動揺（マイクロムーブメント）がない．

4）初期固定が得られていること

インプラント体の形状はスクリュー型＝初期固定を得やすい

適切な外科術式＝埋入窩が大きすぎない

5）細菌などの感染がないこと

適切な外科術式＝縫合が緊密

口腔衛生状態がよい．

C 初期固定とオッセオインテグレーションの獲得 よくでる

オッセオインテグレーション獲得には，インプラント体埋入後の微小動揺を避けることが重要である．

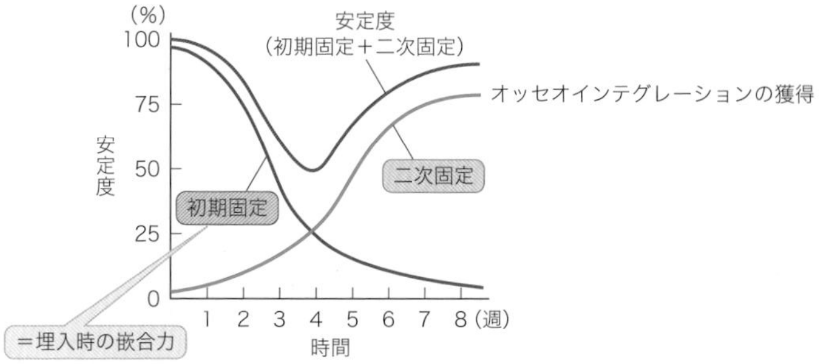

（よくわかる口腔インプラント学，第3版，2017[1)] より改変）

1）初期固定

埋入時の固定状況を初期固定（一次固定）とよび，インプラント体と周囲骨（インプラント埋入窩）との嵌合力により得られる安定性と定義される．

2）二次固定

骨の治癒の進行に伴いインプラント体が安定化して生物学的固定（オッセオインテグレーション）が獲得されていく．オッセオインテグレーションはインプラント体表面構造，微小動揺，外科処置時のドリリングの影響を受ける．特に微小動揺は150 μm 以下に抑える必要があるため，治癒期間中はインプラント体に外力が加わらないことが望ましい．

3）骨内での安定度

初期固定と二次固定の状態を径時的に評価する．埋入 4 週前後は初期固定力の低下とインプラント周囲の骨形成が未熟（二次固定の完成途中）であり，オッセオインテグレーション獲得に対するリスクが高い．埋入 8 週間以降は初期固定の影響は消失し，二次固定（＝オッセオインテグレーション）が獲得される．

4）安定度の計測

共鳴振動周波数分析装置（オステル®）を使用する．インプラント体に挿入した専用パーツを磁気パルスにより振動させ，地場変化により共鳴振動周波数を計測する．共鳴振動周波数はISQ値（インプラント安定指数，implant stability quotient：ISQ）として表示され，インプラント周囲骨の質やオッセオインテグレーションの状態により変化する．

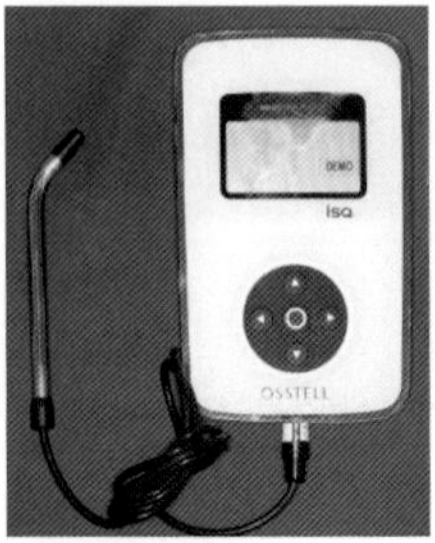

共鳴振動周波数分析装置（オステル®）

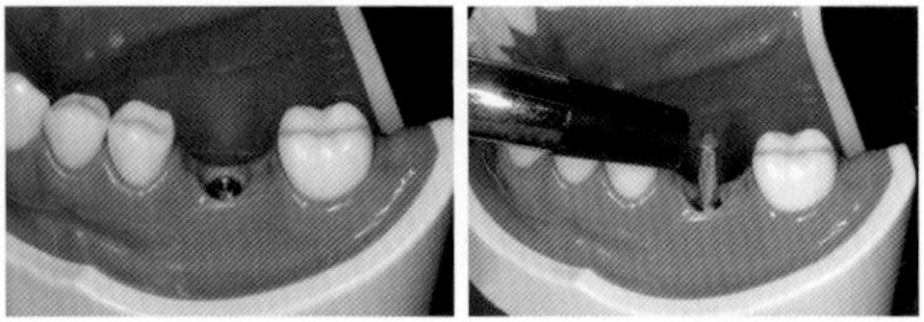
インプラント体にスマートペグを取り付け，磁気パルスにより振動させて共鳴振動周波数を計測する．

5）負荷プロトコール（負荷までの期間）

患者の負担を軽減し，早期に咬合を回復したいという希望に応じるために，埋入時の初期固定や骨の状況により，オッセオインテグレーションの完全な獲得を待たずにインプラントに負荷（咬合圧）を加えることがある．

インプラント埋入時のISQ値は初期固定の状態を表すため，インプラントに負荷を加える時期の決定にISQ値が参考となる．

ISQ値		60	65	70
低い安定性			中程度の安定性	高い安定性
二次手術時上部構造製作前に計測	補綴プロトコル	フルブリッジ（多数歯連結・クロスアーチ連結が望ましい）	部分修復（連結固定が望ましい）	単独修復 単独植立
インプラント埋入時に計測	埋入プロトコル	2回法	1回法または2回法	1回法が可能
	負荷プロトコル	待時（通常）負荷	早期負荷	即時負荷

（よくわかる口腔インプラント学，第3版，2017[1)] より改変）

(1) 待時（通常）負荷

オッセオインテグレーション獲得に通常必要な免荷（荷重を加えない）期間（下顎で約3か月，上顎では4〜6か月程度）後に，暫間上部構造を介して咬合接触を与える．

(2) 早期負荷

インプラント埋入後1週間〜2か月程度で暫間上部構造を介して咬合接触を与える．

(3) 即時負荷

インプラント埋入直後〜1週間以内に暫間上部構造を介して咬合接触を与える．

Ⅳ. インプラントの成功基準 よくでる

現在のインプラントの成功基準と成功指標は1998年にカナダのトロント大学で開催された会議（トロント会議）での報告を用いている.

A インプラントの成功基準

①インプラントは患者と歯科医師の両者が満足する，機能的ならびに審美的な上部構造をよく支持する.

②インプラントに痛み，不快感，知覚の変化，感染の徴候がない.

③個々の連結されていないインプラントは動揺しない.

④機能下1年以降の経年的なインプラント周囲の垂直的骨吸収は0.2 mm以下である.

B インプラントの成功指標

①インプラントは従来の補綴とは異なる治療を可能にし，これにより補綴学的問題を解決する.

②インプラント治療は，機能性，快適性，審美性に関する基準を満たさなくてはならない.

③長期経過においてインプラント補綴装置に対して，修正および継時的な変化は起こりうる.

Chapter 2

検査・診断・治療計画

Check Point

- インプラント治療に関する全身的検査項目と診断内容を理解する.
- インプラント治療に関する局所的検査項目と診断内容を理解する.
- エックス線検査，診断用テンプレート，解剖学的注意事項を理解する.
- インプラント治療計画について理解する.

I．医療面接

診断と治療に必要な情報を収集することを目的とする．患者の主訴，全身的既往歴，家族歴，現病歴などを聴取する．

A 医療面接から治療開始までの基本的な流れ

①主訴＋口腔内（欠損）の状態把握
②上部構造の種類＋イメージ化
③全身状態に関連する検査・診断
④上部構造に基づいた検査・診断
⑤最終治療計画の説明＋
インフォームドコンセント
⑥各種術前処置
⑦インプラント治療開始

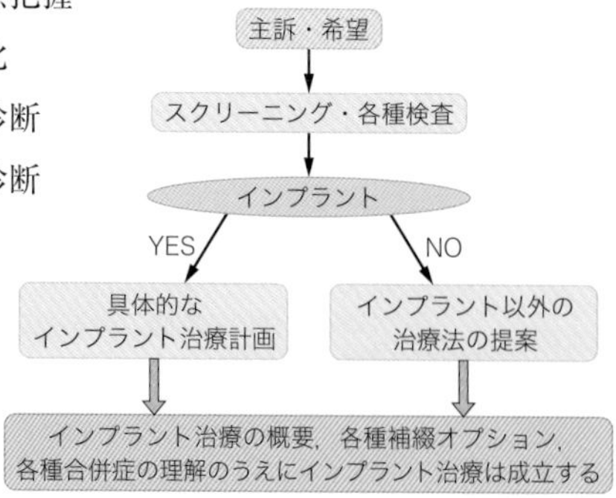

B 医療面接

①インプラント治療の概要（術式・種類・特徴など），模型・写真・パンフレットなどを用いた説明
②他の補綴方法との比較（長所・短所）
③インプラント治療の生存率，予知性
④費用
⑤偶発症・合併症・トラブルなどの可能性
⑥偶発症・合併症・トラブルが生じた場合の対応
⑦リコールの重要性

インプラント，ブリッジ，部分床義歯の比較

項目	インプラント	ブリッジ	部分床義歯
咀嚼機能回復程度・咬合力	高い	高い	やや劣る
外科的侵襲	高い	なし	なし
顎位の安定	安定	安定	不安定
支台歯の負担	なし	あり	あり
支台歯の切削	なし	多い（支台歯形成）	少ない（支台歯処置）
違和感・舌感への影響	少ない	少ない	大きい
治療期間	長い	短い	短い
具体的なリスク	下顎管損傷や上顎洞穿通などの事故 感染，不快症状 オッセオインテグレーションが獲得されないことがある	支台歯形成に伴う疼痛 歯冠萌出方向や削除量に伴う抜髄	特になし
清掃・メインテナンス	プラークコントロール 咬合状態の定期的チェック インプラントへの負担過重予防 インプラント周囲炎予防	プラークコントロール 咬合状態の定期的チェック 支台装置の二次齲蝕予防 支台歯への負担過重予防 支台歯の歯周炎予防	プラークコントロール 咬合状態の定期的チェック 支台装置の二次齲蝕予防 支台歯への負担過重予防 支台歯の歯周炎予防

Ⅱ. 検　査

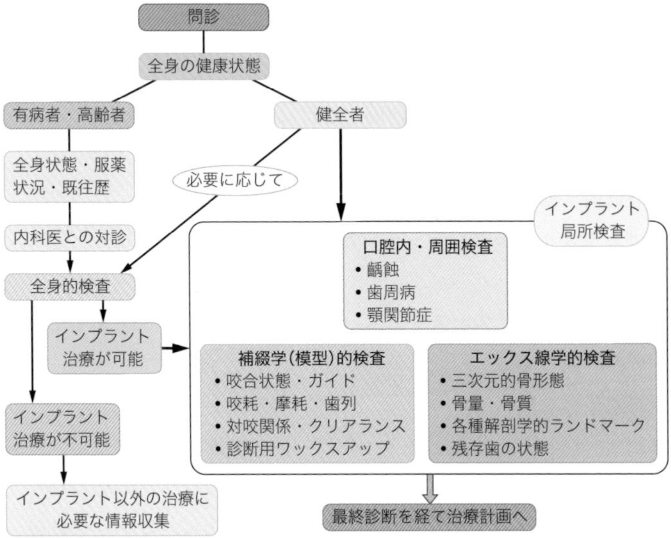

問診からインプラント治療計画までの流れ
問診で患者の全身状態を聴取し，有病者・高齢者の場合は全身的リスクを抽出する．必要に応じて全身的検査を経て，インプラント治療が可能な場合はインプラント局所検査へ進む．インプラントが不可能な場合は，従来の補綴治療に基づく検査・治療計画を立案する．

A インプラント治療におけるリスクファクター

1）手術に関するリスクファクター

術中，術後の合併症の発生頻度を高める，あるいは手術操作を誤るおそれのある状態

全身的因子

全身疾患，生活習慣病，服薬状況，老年症候群など→ p.19 参照

局所的因子

治療部位における解剖学的制限（骨量，神経走行，上顎洞など）→ p.20 参照

2）オッセオインテグレーションの獲得と維持に関するリスクファクター

（1）オッセオインテグレーションの獲得に関する因子

全身的因子

・糖尿病：創傷治癒の遅延

・骨粗鬆症・骨密度低下：初期固定が得にくい，骨代謝の低下

局所的因子

喫煙習慣：創傷治癒の遅延

（2）オッセオインテグレーションの維持に関する因子

全身的因子

骨吸収抑制剤（ビスホスフォネート系薬剤），ステロイド薬：インプラント周囲の顎骨壊死

局所的因子

・歯周病，口腔衛生状態の低下，喫煙，口腔乾燥：インプラント周囲炎の惹起・増悪

・悪習癖・パラファンクション：インプラント体への過重➡骨吸収，インプラント体の破折

3）上部構造の製作と維持に関するリスクファクター

（1）上部構造の製作に関する因子

・咬合支持の欠如，アンテリアガイダンスの欠如，対合歯とのクリアランス（補綴空隙）不足

・審美的制限（主に前歯部）：高いリップライン，患者の高い審美的要求，歯肉性状（バイオタイプ）

（2）上部構造の維持に関する因子

・悪習癖・パラファンクション・顎関節症：上部構造の摩耗・破損，アバットメントスクリューや固定用スクリューの緩み・破折

・インプラント周囲炎：オッセオインテグレーションの破壊を経てインプラント体の脱落

インプラント治療のリスクファクターとなる全身疾患，服薬状況，既往歴

	疾患・病態の種類	注意事項
	循環器疾患	虚血性心疾患（心筋梗塞，狭心症）：抗血栓療法・服薬状況
		高血圧：コントロール状態，降圧薬の有無
		動脈硬化などの血管障害：服薬状況
	脳血管障害	脳卒中の既往：他疾患の状況，後遺症の状況
		抗血栓療法の有無：服薬状況
	代謝・内分泌系疾患（糖尿病）	糖尿病（コントロールされているか否か） 手術実施の基準値：HbA1c：6.9 以下，空腹時血糖 140 mg/dL 以下
	血液疾患	血友病，血小板減少症
		白血病：絶対的禁忌
		各種貧血は種類，病態と原因に注意
	呼吸器疾患	気管支喘息（喘息の種類を把握する）
		アスピリン喘息：NSAIDs 使用禁忌
		慢性閉塞性肺疾患（COPD）
注意すべき全身疾患	肝臓・腎臓疾患	各型の肝炎，特に B 型肝炎，C 型肝炎は内科との対診が必須
		腎不全：絶対的禁忌
【必要に応じて行うべき共通事項】 ①内科医（主治医）への照会 ②臨床検査（直近のもの） ③薬歴・服薬状態の確認（お薬手帳など確認）	自己免疫系疾患	関節リウマチ，膠原病，潰瘍性大腸炎など免疫疾患の種類と管理状態の把握：ステロイド薬服用の量と期間
		ステロイド薬服用による骨代謝低下・阻害に注意
		口腔乾燥状態を呈する疾患（シェーグレン症候群など）
	骨粗鬆症（骨密度低下）	閉経後の女性と高齢者
		骨吸収抑制剤の使用［①ビスホスフォネート系製剤，②ヒト型抗 RANKL モノクローナル抗体製剤（デノスマブ，ランマークなど）］
		ステロイド薬服用の既往
		乳癌，前立腺癌などの既往：骨転移予防のため骨吸収抑制剤服用率が高い
	アレルギー疾患	各種薬剤・食品アレルギー，金属アレルギー
	精神・神経系疾患	統合失調症，うつ病
		薬物およびアルコール依存症
		認知症
		パーキンソン病
その他の検査・診察項目	高齢者	高齢自体は禁忌とはならない
		老年症候群，高い有病化率（全身状態の確認が必要）
	若年者	成長期中：絶対的禁忌

B 全身の診察・検査

全身状態は主にインプラント体埋入手術に関与する．また，埋入したインプラント体のオッセオインテグレーションの獲得・維持にも影響を与える．

目的

・インプラント体埋入手術時の危険度の評価

・オッセオインテグレーションの獲得と維持を妨げる全身的要因を明確にする

方法

医療面接，問診，診察，血液検査，臨床検査，担当医師との対診

項目

・インプラント治療のリスクファクターとなる全身疾患，服薬状況，既往歴→ p.19 参照

C 局所の診察・検査

インプラント治療部位および全顎的な状態は，インプラント治療に関連する3つのリスクファクター（→ p.17，18 参照）と密接に関連する．

1）口腔内の診察・検査

次頁の表に記載した項目に従い，残存歯と歯周組織を検査する．特にエックス線画像では判断できない歯周組織・軟組織の状態は，直接口腔内で評価する．インプラント周囲軟組織の状態は予後にも影響を与えるため，軟組織のマネジメントを含んだ治療計画の立案が重要である．

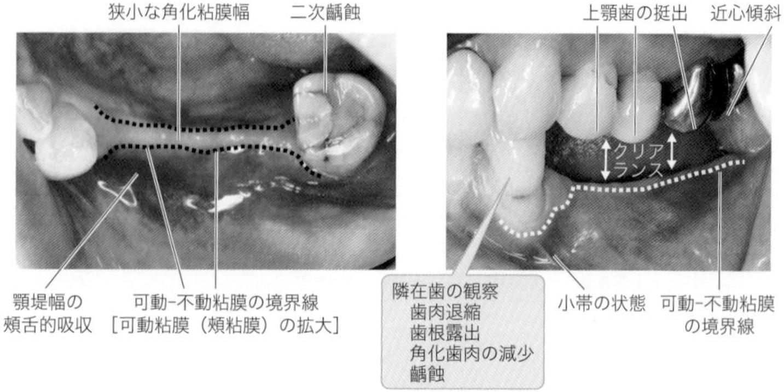

インプラント治療に関連する局所・全顎的検査項目

検査項目	確認事項	
局所的状態（欠損部，インプラント治療部位）	歯の喪失原因	歯の喪失原因➡口腔衛生状況・観念の把握
	欠損	部位・歯数
	対合関係	対合歯の有無，挺出
	開口量	開口障害の有無，開口距離
	補綴用間隙	クリアランス，歯冠高
	軟組織の状態	角化粘膜，可動粘膜，小帯付着，口腔前庭
	三次元的骨形態	下顎管，上顎洞などまでの距離，骨幅
	骨質	皮質骨厚，骨密度
全顎的状態	歯周病	炎症，ポケット，骨吸収，分岐部病変，骨植
	齲蝕	範囲・程度
	歯列	咬合平面，歯列不正
	咬合	顎位，ガイド（側方・前方）
		不正咬合，外傷性咬合，咬頭干渉
		対合関係，咬合支持（アイヒナー分類）
	顎関節症 パラファンクション	クレンチング，グラインディング
	補綴装置	現義歯，歯冠補綴装置
欠損隣接部	隣在歯	傾斜・捻転，歯周病，齲蝕，生活・失活
		補綴装置（種類，材料，状態）
	歯肉	粘膜異常，小帯付着
審美性	顔貌，左右対称性	顔面正中と左右中切歯の正中一致度
		左右瞳孔間線と正中線・前歯切縁部の調和
	歯の位置，排列	前歯切縁の位置，咬合平面，SPA 要素
	リップライン スマイルライン	笑顔や会話時の歯や歯肉の見え方，前歯から小臼歯までの歯列の調和
	歯肉レベル 歯頸線の連続性	

SPA 要素：前歯部の人工歯形態・排列を決定する際に参考とする 3 要素［S（Sex＝性別），P（Personality＝個性），A（Age＝年齢）］．天然歯列（固定性補綴装置）においても審美的な補綴操作の参考となる．

2）パノラマエックス線画像による検査

口腔内の検査はパノラマエックス線検査と同時に行うことが望ましい．インプラント埋入予定部の解剖学的指標のみならず残存歯（齲蝕，骨植，歯周病）の状態も把握する．また，口腔内の軟組織状態とエックス線画像上の骨状態を合わせて診断する．

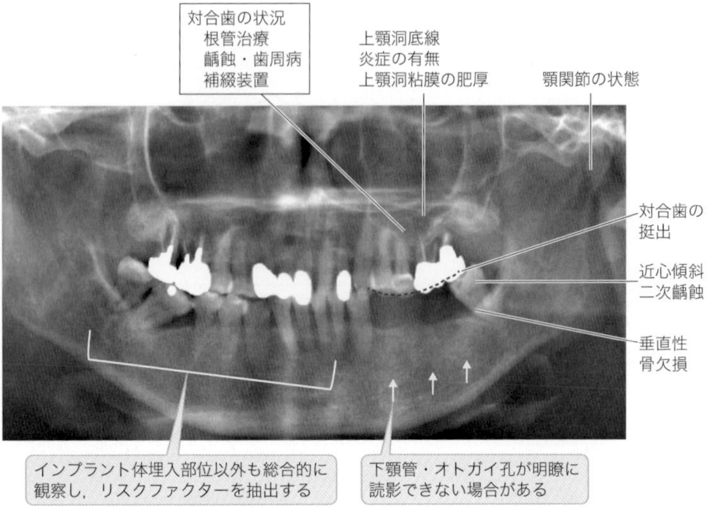

3）研究用模型上での検査

研究用模型を咬合器に装着して，口腔内の状態を客観的に評価する．

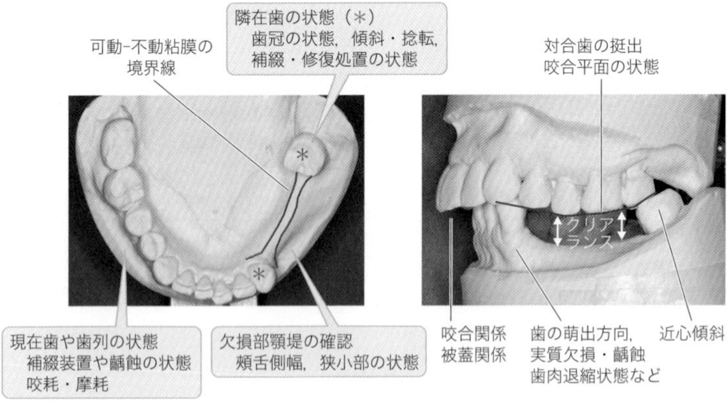

研究用模型上での検査項目

検査項目	確認事項	
現在歯の状態	歯列弓の状態・連続性 現在歯の形態・位置	インプラント体埋入部位に隣在する歯の傾斜・捻転状態⇒隣在歯の補綴処置(歯冠萌出方向や形態の修正)の必要性に関連 包括的な補綴治療方針の決定
	アンテリアガイダンス 咬合状態	咬合様式の診断(犬歯誘導・グループファンクション) 早期接触部位の把握 異常な咬耗や摩耗部位の把握(悪習癖の鑑別)
顎間関係	対合歯までの距離 (クリアランス) 対合歯の挺出状態 (咬合平面の乱れ)	インプラントの植立方向，上部構造の設計，固定方法に深く関与 上部構造の垂直的補綴空隙は最低約 7mm 必要 クリアランスが少ない場合はスクリュー固定式を選択 咬合平面の乱れ⇒対合歯の補綴処置の必要性に関連
欠損部顎堤	顎堤形態(骨吸収程度)	エックス線検査と同時に行うと効果的
	近遠心的距離	補綴歯数・歯冠サイズなどに影響⇒インプラント埋入部位，本数，サイズ
軟組織	小帯の付着部位 可動・不動粘膜の境界線	口腔内で評価した軟組織の状態と合わせて評価する 軟組織のマネジメントに関する治療計画に関連 審美領域では歯頸線の連続性への配慮が必要

4）診断用ワックスアップ

研究用模型の欠損部にワックスを用いて歯冠形態を回復する．最終的に装着する理想的な上部構造（補綴装置）を想定して製作する．

（1）診断用ワックスアップによる診断項目

①最終的に装着する上部構造の歯冠形態

②隣在歯への補綴・修復処置の有無（隣在歯の歯冠形態・方向の修正，下部鼓形空隙量の調整，適切なコンタクトポイント付与）

③欠損部近遠心幅径に対する歯数・歯冠サイズの決定

④最終上部構造に付与する咬合様式

⑤対合歯への補綴・修復処置の有無（咬合平面の調整・歯冠長の調整など）

(2) 診断用ワックスアップの活用

①補綴主導型インプラント治療計画の立案（インプラント埋入部位・本数・サイズの決定，骨造成の有無）

②患者への説明（インフォームドコンセントに使用）

③暫間上部構造製作に応用

④CT 撮影用ステントの製作➡撮影用ステントをサージカルガイドプレートに改造することもある

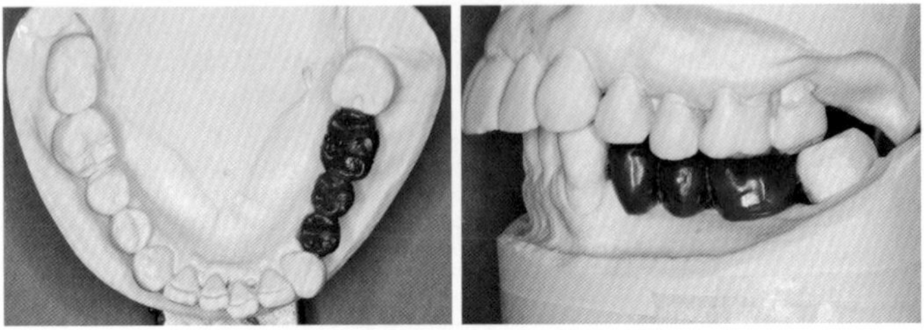

理想的な歯冠形態をワックスで回復

補綴主導型インプラント治療：理想的な上部構造の形態や位置を術前に診断し，それを具現化するための骨造成，インプラント埋入，補綴処置を行うインプラント治療

Ⅲ．インプラントの画像診断

A インプラント治療における画像診断（エックス線検査）の目的

インプラント埋入に必要十分な骨量の有無を検査して，インプラント治療の可否および骨移植などの必要性を診断する．

インプラント治療時期とエックス線撮影方法・目的

撮影時期	画像検査方法	目的
初診時・再初診時（施行決定前）	パノラマ	全体評価（スクリーニングのため）
インプラント体埋入手術前	診断用テンプレートを用いた CT 撮影（歯科用 CT）	骨質・骨量の把握，病変の有無，三次元的な解剖学的形態把握
インプラント体埋入手術直後	パノラマ，デンタル	埋入後の状態確認，合併症・事故の予防
二次手術前	パノラマ，デンタル	埋入部・インプラントの状態確認
二次手術後	パノラマ，デンタル	ヒーリングアバットメントの連結確認
上部構造装着直後	パノラマ，デンタル	アバットメント，上部構造の連結確認，余剰セメントの有無，インプラント周囲の評価（ベースライン）
経過観察時（1 年に 1 回程度）	パノラマ，デンタル	インプラント周囲（主に骨植，骨吸収など）の評価
緊急時	パノラマ，デンタル	合併症・事故の状態把握・解決方法検討のため
	CT（歯科用 CT）	状況に合わせて撮影法を選択

・▨：原則として撮影すべき時期，□：必要に応じて撮影する．
・すべての時期に撮影をする必要はない．被曝を考慮し必要最低限とする．

B エックス線検査の概要

1）インプラントのための画像診断の流れ

①ワックスアップ➡診断用テンプレートを製作

② CT 撮影➡製作する上部構造と骨・軟組織の関係を把握

③埋入位置・方向・インプラントサイズ，骨造成の有無

2）パノラマエックス線画像，CT 画像

・パノラマエックス線画像：全顎的な状況を把握，残存歯と欠損部の位置関係，解剖学的ランドマークの位置関係

・CT 画像：最終的な上部構造を想定した診断用テンプレートを利用し，上部構造と顎骨の位置関係を把握

3）CT とシミュレーションソフト

・再現する上部構造の位置関係とインプラント埋入部位の三次元的骨形態情報

・CT 画像上で理想的な埋入位置・方向・長さを決定

・アバットメントの種類，骨造成の有無を決定

・ガイデッドサージェリーの応用：シミュレーションを具現化するためのサージカルガイドプレートを CAD/CAM で製作→ p.62 参照

4）理想的なインプラント埋入部位・本数・方向の決定

・近遠心・頬舌側的に十分な骨の存在が必要である（骨からの栄養供給，周囲骨吸収の予防，理想的な補綴間隙の確保のため）．

・複数のインプラントを埋入する場合は，インプラント-インプラント間およびインプラント-天然歯間の近遠心的距離に注意する．天然歯と隣接するインプラント体は歯根から最低でも 1.5～2 mm 離して埋入する．インプラント同士は最低でも 3 mm の間隔が必要である．

この間隔は上部構造の歯種により異なる

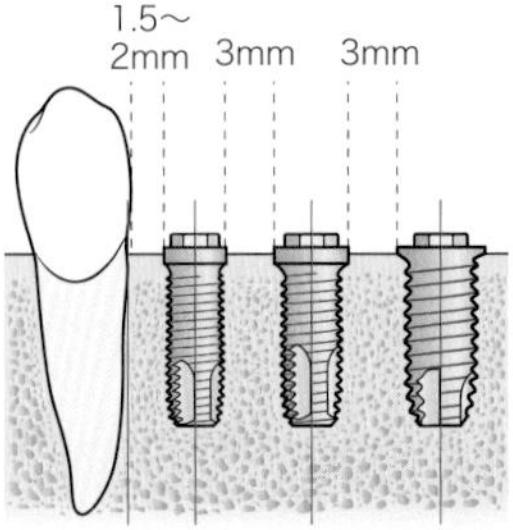

（よくわかる口腔インプラント学，第 3 版，2017[1] より改変）

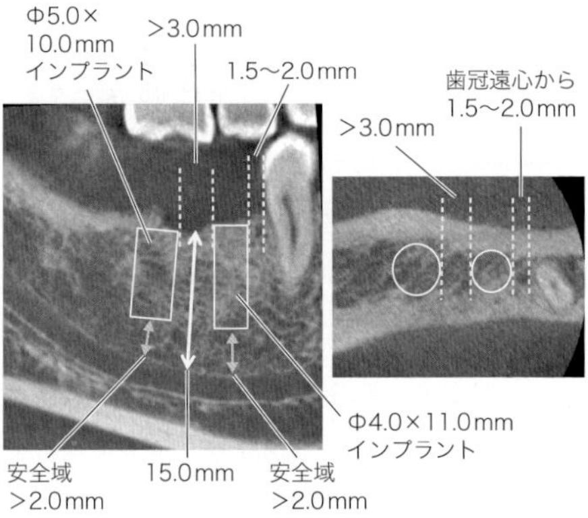

実際のシミュレーション例

・インプラント体の頬（唇）舌側には最低 1 mm 以上の皮質骨が必要とされ，直径 4 mm のインプラント体では最低 6 mm の骨幅が必要となる．

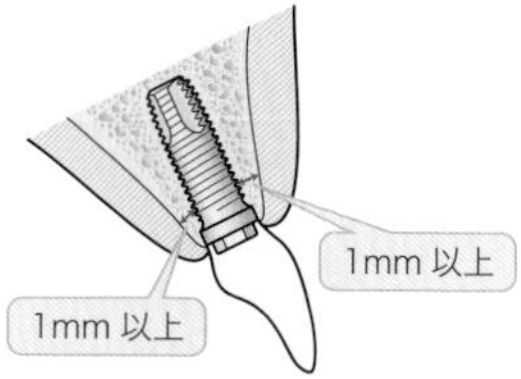

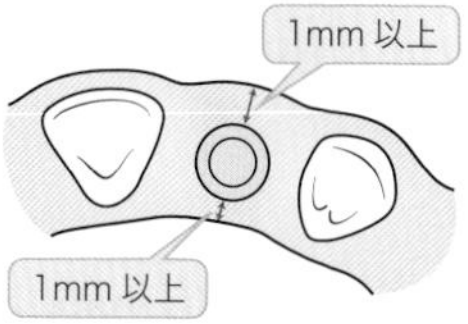

(よくわかる口腔インプラント学, 第3版, 2017[1)] より改変)

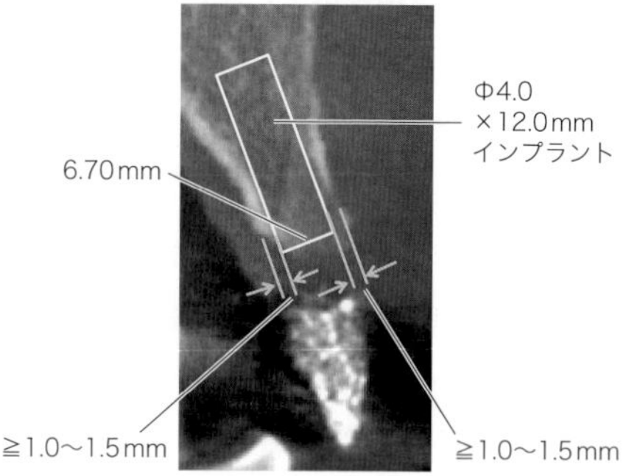

C 診断用テンプレート

1）具備条件

①最終的な上部構造の歯冠形態を忠実に再現（診断用ワックスアップの重要性を認識）できる.

②エックス線不透過物質により歯冠外形状が三次元的に視覚化できる.

③軟組織と上部構造の位置関係が把握できる.

④残存歯によりテンプレートが動かない（位置の再現性がよい）.

⑤サージカルガイドプレートに改造できる.

2）製作方法・種類

①研究用模型の製作＋咬合器装着（確認事項：現在歯, 顎間関係, 欠損部顎堤, 軟組織）

②診断用ワックスアップ

③診断用テンプレートの製作（サージカルガイドプレートへ改造できるように製作）

・撮影時の固定様式：歯冠固定式, 粘膜固定式

・使用するエックス線不透過物質・造影材：①硫酸バリウム, ②ガッタパーチャ, ③スキャニングレジン（エックス線不透過フィラー＋即時重合レジン）, ④アルミチューブ, ⑤鉛箔

3) エックス線撮影用テンプレートの製作 よくでる

①咬合器に装着した研究用模型上に診断用ワックスアップを製作する.

②歯冠固定式の場合は残存歯冠側 1/3 程度にワックスを盛り上げて維持部とする.

③シリコーンパテで印象採得する.

④ワックス部を除去・流ろう後に，即時重合レジン（透明）を填入してテンプレートを完成させる．研究用模型の副模型で以降の作業を行う場合もある（本例).

⑤ラウンドバーで歯冠部外形全周にわたって溝を掘る（歯冠部中央部).

⑥削合した溝にエックス線不透過物質を填塞する（ガッタパーチャ，鉛箔，不透過性レジンなど)．このテンプレートでは歯冠中央部の外周のみ造影される（歯冠全体を硫酸バリウムで再現する場合もある).

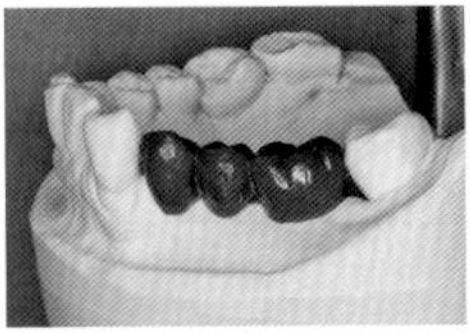
①

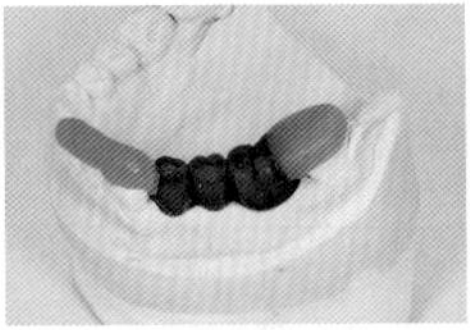
②

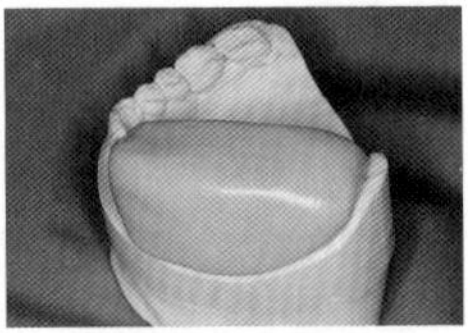
③

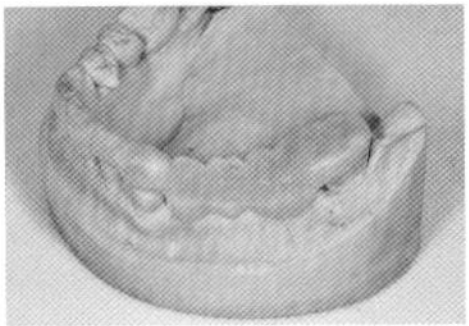
④

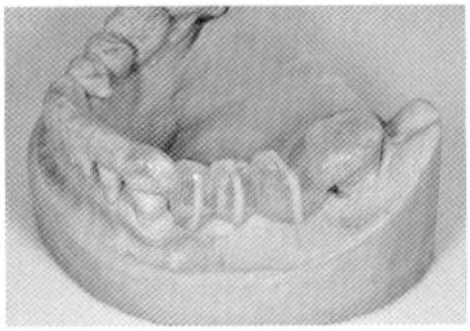
⑤

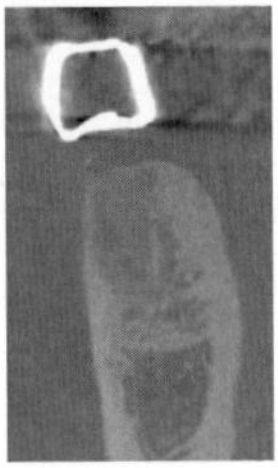
⑥

D 画像検査のポイント（インプラントに必要な局所解剖）

インプラント埋入部位の解剖学的形態や特徴を把握し，骨造成の有無，インプラントのサイズ，埋入部位・方向を診断する.

1）下顎

・埋入部位の三次元的形態（頬舌側・近遠心的骨幅，抜歯窩や骨の治癒状態）

・下歯槽神経（オトガイ神経も含む）の走行と歯槽骨頂からの垂直的距離

・骨質の状態（皮質骨の厚み，骨量・骨質）

・隣在歯の状況（歯根方向，埋伏歯，根尖病巣など）

・下顎骨体舌側部の陥凹（顎下腺窩，下顎底部）→ p.57，58 参照

(1) 下顎臼歯部

埋入部位の歯槽骨頂から下顎管までの垂直的距離，歯槽骨頂部の骨幅（近遠心・頬舌側）を計測する．

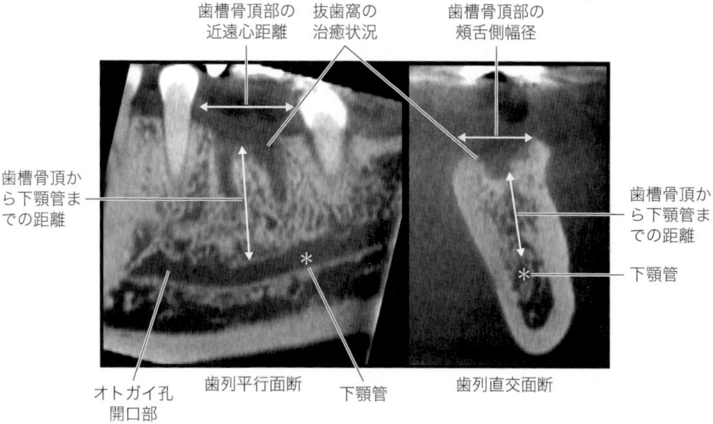

(2) オトガイ孔周囲

下顎小臼歯部位にインプラントを埋入する際は，①オトガイ孔開口部（部位・方向），②オトガイ孔直上の歯槽骨形態（幅径，垂直的距離），③オトガイ孔アンテリアループの状態（形状，距離）に注意する．

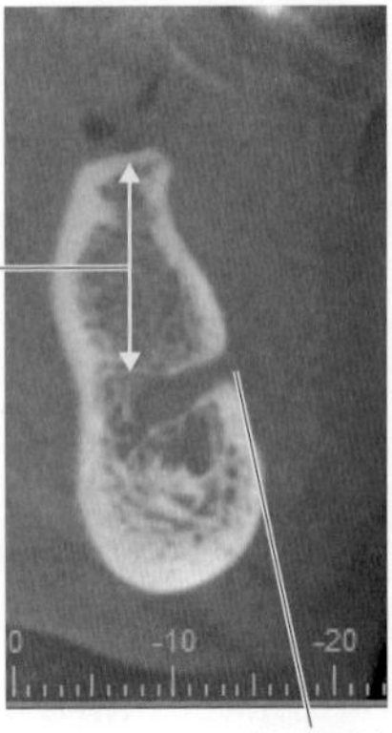

歯列直交断面画像

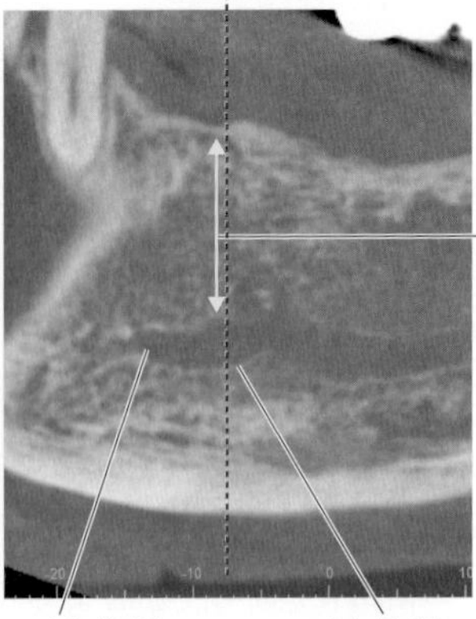

歯列平行断面画像

診断用テンプレートを用いた歯科用 CT 画像診断

歯冠外形と下顎骨の三次元的骨形態を評価・計測し，インプラントのサイズならびに埋入位置・方向を決定する．軟組織の厚みはエマージェンスプロファイルに影響を与え，インプラントの埋入深さの参考とする．再現すべき歯冠の位置に対して下顎骨の形態が理想的でない場合，①骨造成，②角度付きアバットメントによる位置補正などの必要性を診断する．

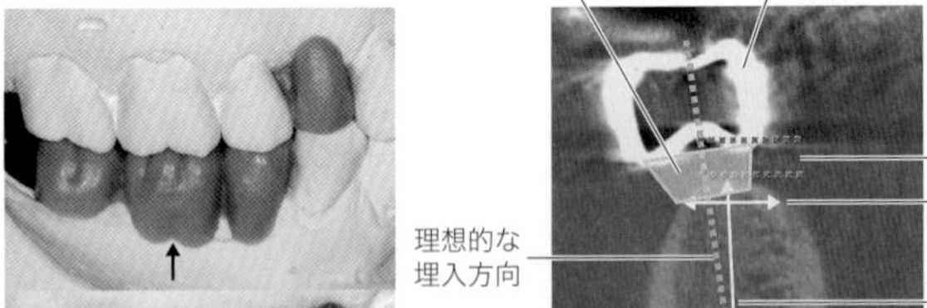

第一大臼歯相当部（↑部分）

2）上顎臼歯部と上顎洞

・埋入部位の頬舌側幅径，近遠心距離

・上顎洞までの垂直的距離

・上顎洞内部の状態（上顎洞炎の有無，上顎洞粘膜の肥厚状態，上顎洞内の隔壁）

(1) 上顎臼歯部

歯槽骨頂から上顎洞までの垂直的距離，歯槽骨幅径，骨量の状態などを評価する．診断用テンプレートがある場合は，最終的に付与する歯冠形態と残存骨の三次元的形態を評価して，インプラントのサイズ（直径・長さ）と埋入位置・方向を決定する．

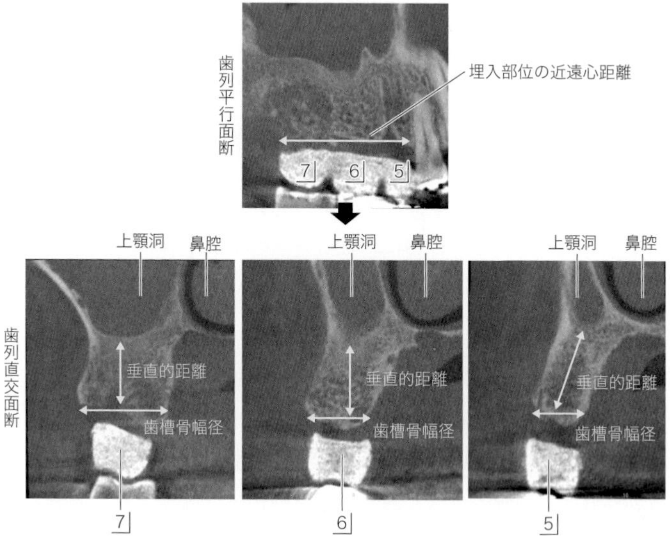

(2) 上顎洞

健康な上顎洞は含気性によりエックス線透過性が高く黒色を呈する．上顎洞粘膜は細菌感染により自然孔周囲の肥厚・浮腫を併発し，上顎洞内の換気や排出機能が障害される可能性がある．また，周囲残存歯の根尖病巣や歯周病の状況により上顎洞粘膜が限局的に肥厚する場合がある．

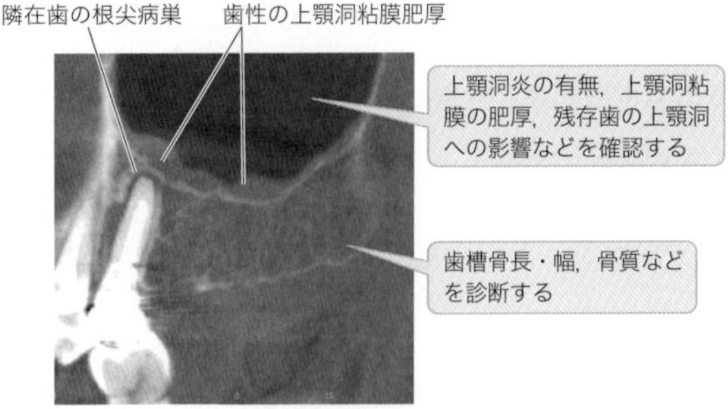

歯列平行面断

CHECK! 上顎洞の径時的変化

歯の喪失により歯槽突起が垂直的に吸収する．加えて歯からの圧力が顎骨に伝達されず，上顎洞の含気性により空洞が下方に拡大する．結果的に歯槽骨頂から上顎洞底までの垂直的骨量（高さ）が不足することが多い．

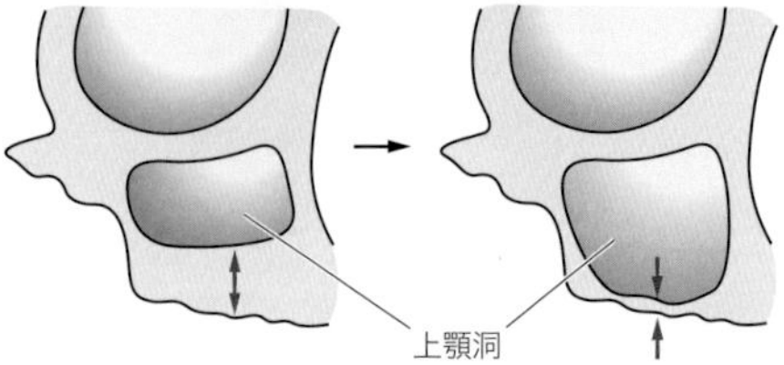

3）上顎前歯部

・埋入予定部位の歯槽骨形態，頬舌側幅径，近遠心距離

・切歯孔，鼻腔底との位置関係

撮影用ステントを用いた歯科用 CT 画像の診断

歯冠外形と下顎骨の三次元的骨形態を評価・計測し，インプラントのサイズと埋入位置・方向を決定する．前歯部では審美性が重要なため，軟組織の厚みやエマージェンスプロファイルを考慮してインプラント埋入を計画する．上顎前歯部は骨幅が狭く，理想的なインプラント埋入のために骨造成が必要なことが少なくない．歯槽骨に対して再現すべき歯冠の位置が理想的でない場合は，骨造成の有無や角度付きのアバットメントにより両者の位置関係を調整することも事前に計画する．

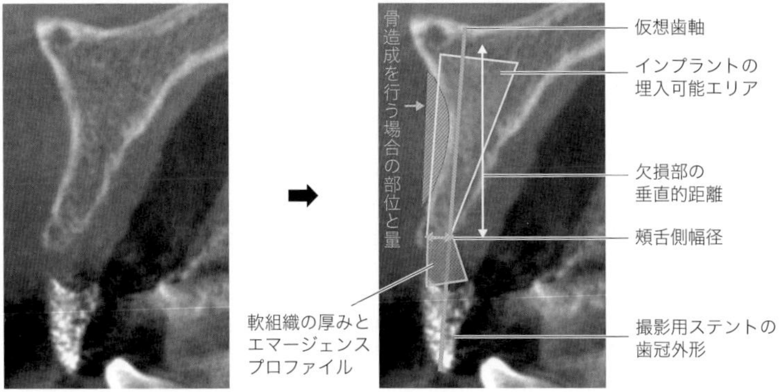

4）骨質

・骨質は骨密度とともに骨の強度に関与する．骨梁の微細構造，石灰化度，コラーゲン線維などの構成成分の割合や質により規定される．

・インプラント治療においては埋入窩の形成，インプラント体の初期固定ならびに骨結合状態に影響を与える．

（1）骨質の分類（Lekholm & Zarb 分類）

・手術時の手指感覚を元に主観的に 4 段階に分類

・皮質骨と海綿骨の割合を元にした分類

骨質の分類（Lekholm と Zarb の分類， 1985）[6)]

分類		特徴
I		ほとんどが均質な皮質骨からなる
II		密な海綿骨が厚い皮質骨で覆われている
III		密な海綿骨が薄い皮質骨で覆われている
III		疎（密度の低い）な海綿骨が薄い皮質骨で覆われている

（2）CT 値を利用した骨質分類と頻度に応じた顎骨形状（Misch の分類）

・骨ミネラル値を反映した CT 値を元に客観的に 4 段階に分類

CT 値を利用した骨質分類と頻度に応じた顎骨形状（Misch の分類，1999）[7]

分類（CT 値）		特徴
D1（>1,250 HU）	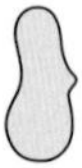	大部分が皮質骨 ドリリング時の感覚はカシ材あるいはカエデ材である 10 段階で 9〜10 の骨強度 下顎前歯部に多い
D2（850〜1,250 HU）	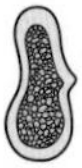	皮質骨と海綿骨が歯槽頂に厚い層を形成する ドリリング時の感覚はホワイトパイン材，スプルー材である 10 段階で 7〜8 の骨強度 下顎骨全体および上顎前歯部に多い
D3（350〜850 HU）	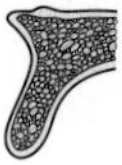	歯槽頂部の皮質骨が薄く，海綿骨量が細い ドリリング時の感覚はバルサ材である 10 段階で 3〜4 の骨強度 主として下顎臼歯部あるいは上顎に多い
D4（150〜350 HU）	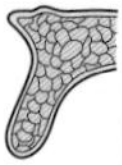	大部分が骨梁の粗な海綿骨 ドリリング時の感覚は発泡スチロール材である 10 段階で 1〜2 の骨強度 主として下顎臼歯部に多い

(3) CT 値（ハンスフィールド値）

・人間の体の中の構成している物質（臓器）を CT の白黒で表現したときその白さや黒さを数字化したもの（水は 0 と表示，空気は − 1,000 HU と表示，固い骨などを + 1,000 HU）

・濃淡画像化（黒から白，中間を灰色に区分）

・CT 値の単位は Hounsfield unit（ハンスフィールドユニット：HU）

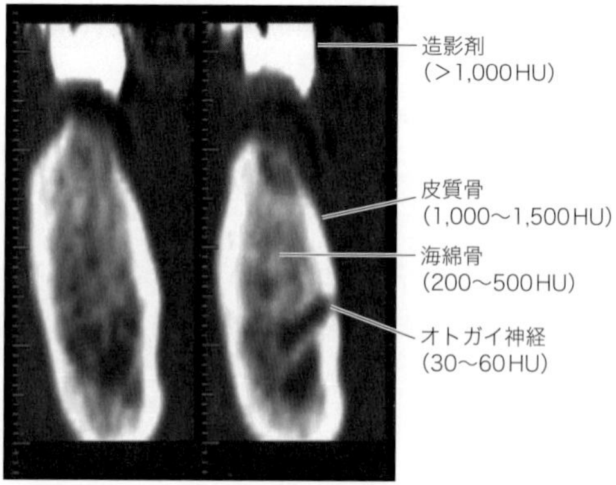

Ⅳ．治療計画

A 基本的なインプラント治療計画の立て方

①主訴，患者の要望を聞く．（正しいとは限らないことに注意）

②問題点の抽出・プロブレムリスト作成（全身・局所検査，画像検査・診断）

③最終的な上部構造を決定（補綴主導型治療計画・トップダウントリートメント）⇒治療のゴール設定，治療計画で最も重要

④インプラントの埋入位置・本数・長さ・太さを決定→ p.26 参照

⑤骨量が不足している場合は骨造成の術式・骨補塡材を決定→ p.44 参照

⑥軟組織のマネジメントの有無を決定（術式と施行時期）→ p.54～56 参照

⑦インプラント以外も含めた包括的な治療手順・手法のリストアップ

⑧③～⑦を参考に治療期間と治療費用の予測

⑨説明と同意（インフォームドコンセント）の後に治療開始

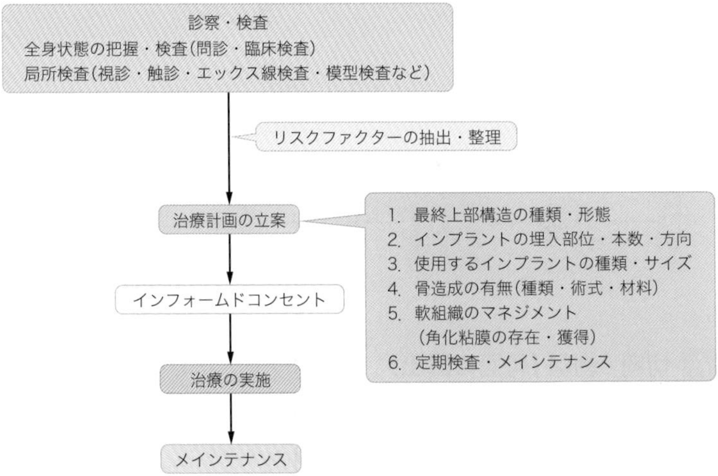

Chapter 3

外科術式

Check Point

- 基本的なインプラント体埋入手術を理解する.
- 1 回法，2 回法の違いを理解する.
- 骨補塡材と骨伝導能，骨誘導能を理解する.
- 硬組織のマネジメントと関連手術を理解する.
- 軟組織のマネジメントを理解する.
- 外科的合併症を理解する.
- ガイデッドサージェリーを理解する.

Ⅰ．インプラント体埋入手術

インプラント体埋入手術は以下のような流れで行われる.

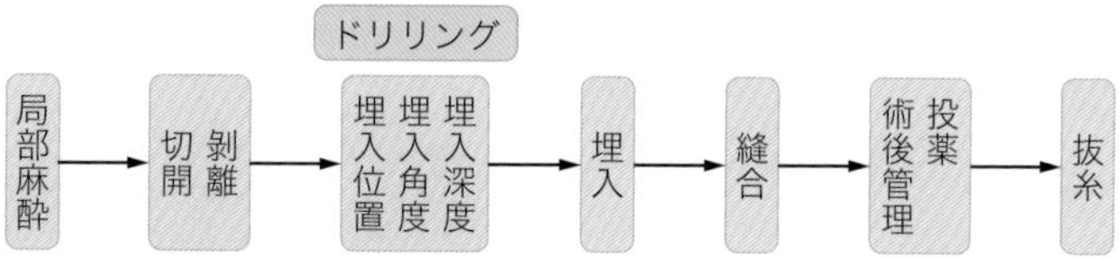

A 切開・剥離（骨面の露出）

1）切開線の設定

- 埋入部位の確認（診断用テンプレートを利用）
- 埋入部位の粘膜形状（角化粘膜の状態）

2）切開・剥離・翻転

・基本は歯槽頂切開（角化粘膜内）➡単純埋入

・骨造成を行う場合は開放創になりにくい切開デザインを選択する.

・全層弁（粘膜骨膜弁を剥離）を形成する.

・縦切開はむやみに入れない（症例・部位によって使い分ける）➡傷として残りやすい，オトガイ神経を損傷する可能性などのリスクがある.

・一般的に歯科小手術には，小円刃刀《えんじんとう》（#15, #15c）もしくは彎刃刀《わんじんとう》（#12）を使用する．尖刃刀《せんじんとう》（#11）は主に小さい切開・穴を開ける際や組織を切り離す場合などに使用することが多い.

・メスは基本的にペングリップで持つ.

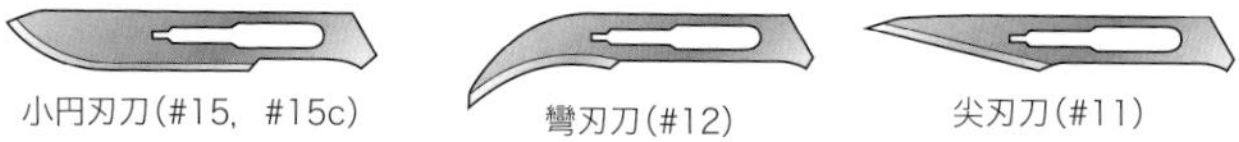

小円刃刀(#15，#15c)　彎刃刀(#12)　尖刃刀(#11)

B 基本的なインプラント体埋入術式

1）インプラント体埋入に使用する器具・バー・ドリル

・インプラント体埋入手術には専用のエンジン，ドリルおよび器具を使用する.

・骨に過度な側方圧が加わらないよう，直径約 2 mm 前後のものから徐々にドリル径を太くして，使用するインプラントの直径よりやや小さな径まで窩を拡大する.

・骨の火傷を防止するために生理食塩水による十分な注水下で，間欠的にドリリングする（ポンピング）.

・ドリルにはドリリング時の深度を目視できるように目盛りがついている.

・埋入部位の骨質に合わせて，埋入窩形成の手順やドリリング深度を変化させる（軟らかい骨の場合，ドリリング深度を浅くしたり，最終ドリリングを省略して埋入窩の直径を小さくすることで，インプラント体埋入時に形成窩周囲骨が圧縮されて初期固定が高まる）.

2）埋入術式

使用するインプラントシステムのドリルプロトコールに準ずる．ここでは一般的な 2 回法埋入術式を解説する．

①皮質骨穿孔

埋入起始部にラウンドバーあるいは先端のとがったバーでマーキング，皮質骨を貫通する．

②埋入窩形成・埋入深度・方向の決定

直径の細いツイストドリルを使用して，あらかじめ設定したインプラントの長さに対して約半分程度まで埋入窩を形成する．ドリルは上下にポンピングさせ，埋入窩を生理食塩水で十分に冷却しながら掘り進める（使用ドリル径 1.8～2.0 mm，800～1,200 回転/分）．

③埋入方向の確認

方向指示棒で位置・角度・方向をチェックする．対合歯との関係も確認する．その後②に戻り，最終的埋入深度まで形成する．

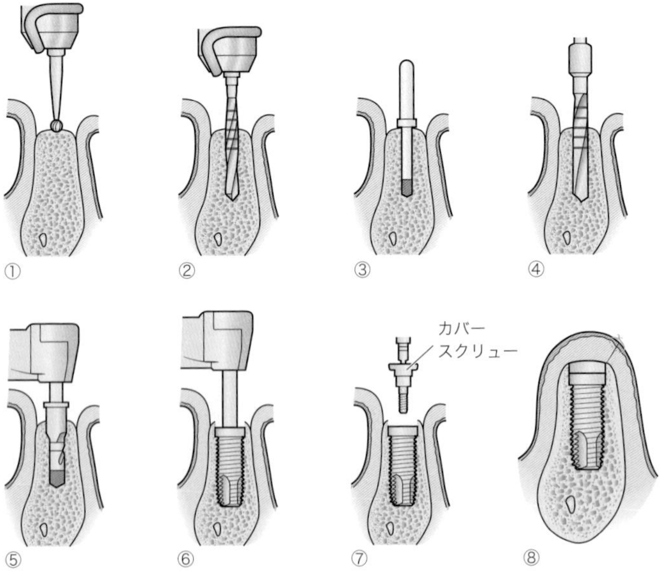

④埋入窩の拡大

埋入深度・方向が決定したら，段階的に径の大きなドリルで埋入窩を拡大する．生理食塩水による冷却を確実に行う．一般的に，埋入するインプラント体の直径よりも0.5〜0.6 mm程度細いドリルまで使用する（使用ドリル径：2.5〜3.5 mm，回転速度800〜1,200 rpm）．

⑤カウンターシンクの形成

インプラントの種類によっては皮質骨にカウンターシンクバーを用いて，プラットフォームが収まるシートを皮質骨に形成する．

⑥インプラント体の埋入

コントラアングルを操作して，口唇・歯肉などに接触させずに滅菌状態のままインプラント体を埋入窩まで運ぶ．ハンドピースを低速でインプラント体を埋入する（40〜50回転/分）．

⑦カバースクリューの装着

インプラントプラットフォームにカバースクリューを装着する（ハンドドライバーを使用）．

⑧歯肉弁の縫合

全層弁（粘膜骨膜弁）を元の位置に戻し，創縁が張力なく密着するように縫合する．

C 1回法と2回法

1）1回法

・インプラント体埋入手術直後に，インプラントの一部，あるいはインプラントの上部につけたアバットメントが粘膜の上に露出する．
・手術が1度ですむので，身体的負担が少ない．
・二次手術が不要なため，2回法に比べて補綴処置に早く着手できる．

2）2回法

・インプラント体埋入手術直後に，インプラントを粘膜で完全に覆い縫合する．埋入後にインプラントを粘膜の上に露出させない（一次手術）．

・一次手術後，インプラントにアバットメントを連結する外科手術（二次手術）が必要である．

・二次手術時に軟組織（歯肉）環境の改善（遊離歯肉移植術，角化粘膜の根尖側移動術）を行いやすい．

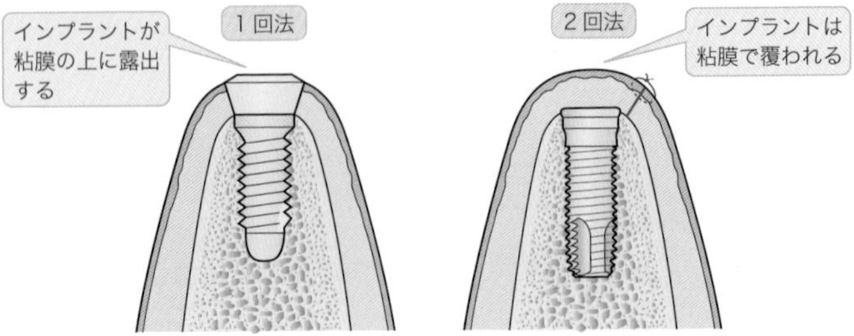

3）1回法と2回法の選択基準

1回法：①初期固定が強固な場合，②口腔衛生状態がよい場合，③インプラント体に外力が加わりにくい場合

2回法：①手術後にインプラントが露出すると，外力により骨結合が阻害される可能性が高い場合，②骨移植などを行い感染のリスクが高い場合

オッセオイングレーションの期間は1回法も2回法も同じ！

D 二次手術

・2回法で一次手術で顎骨内に埋入したインプラントの上部にアバットメントを連結する外科手術

・同時にインプラント周囲の軟組織のマネジメント（歯肉環境の改善→p.54参照）を行うこともある．

1）二次手術の基本術式

①切開，歯肉弁剝離・翻転

切開線の設定は軟組織のマネジメントの有無により異なる．角化粘膜幅が十分な場合はティッシュパンチでインプラント直上の歯肉をくり抜く．ティッシュトリミングバー，もしくはCO_2レーザーやEr:YAGレーザーでカバースクリューを露出させる場合もある．

②余剰な骨や肉芽を専用器具で除去後，カバースクリューの除去

③ヒーリングアバットメントの装着

④縫合（切開をしない場合は不要）

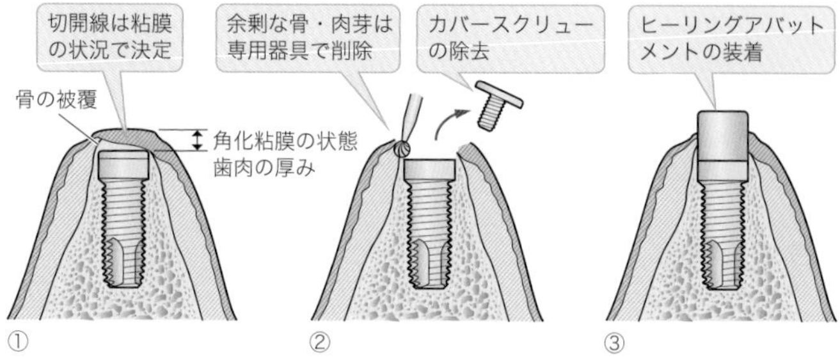

（よくわかる口腔インプラント学，第3版，2017[1)] より改変）

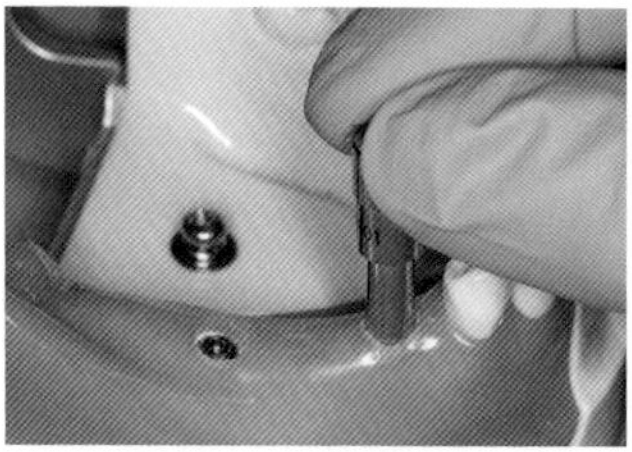

ティッシュパンチ

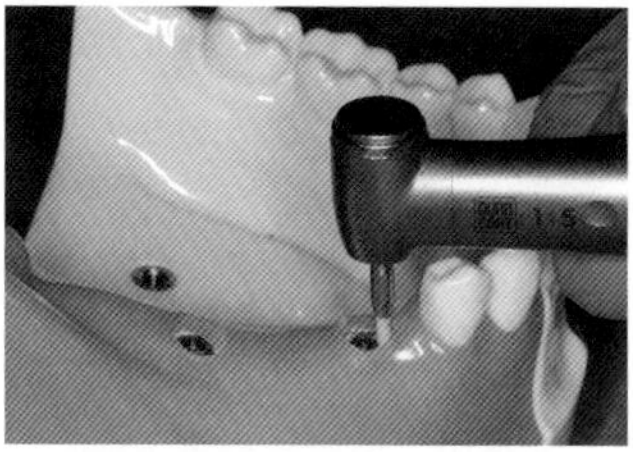

ティッシュトリミングバー

2）ヒーリングアバットメント

インプラント体と結合することで歯肉を貫通し治癒期間中に装着する暫間的なアバットメント．インプラントのプラットフォーム径に合わせて，粘膜の厚みを考慮して使用サイズを決定する．標準径のインプラントでは粘膜貫通部の直径は5.0 mmものが多い．

目的：①軟組織の治癒，②粘膜形態の誘導，③最終アバットメントの選択や装着を容易にする，④暫間上部構造の支台として使用

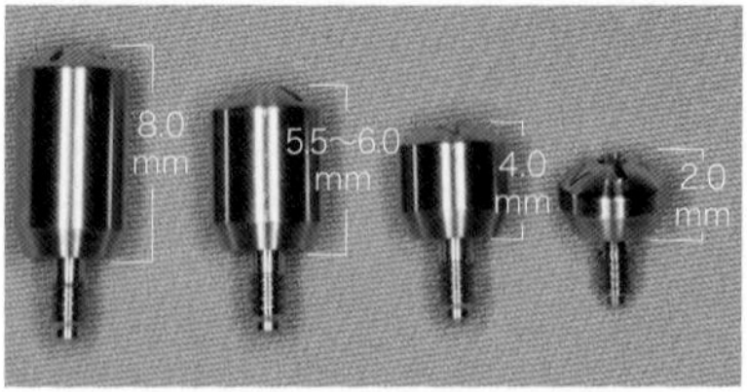

ヒーリングアバットメント

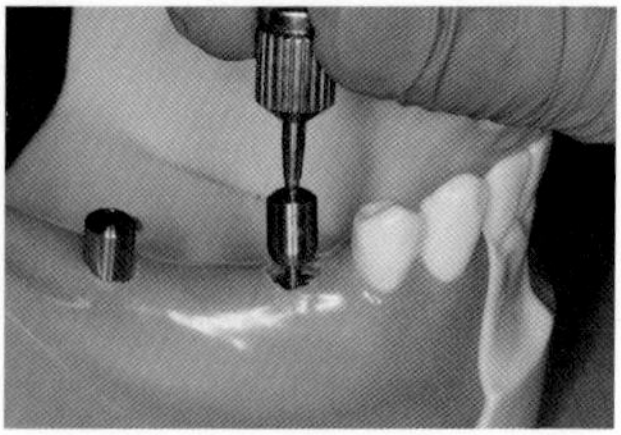
ヒーリングアバットメントの装着

Ⅱ．骨補填材と骨伝導能，骨誘導能

A 骨補填材の種類

1）自家骨（autograft）生物由来

免疫反応がなく，骨伝導能・骨誘導能に優れる．骨補填材としては第一選択であるが，十分量が採取困難な場合も少なくない．

2）他家骨（同種骨）（allograft）生物由来 日本では非認可

（1）脱灰凍結乾燥骨（demineralized freezed-dry bone allograft：DFDBA）

・凍結乾燥により免疫原性はきわめて低い．

・脱灰により骨基質から溶出する骨形成タンパク質（bone morphogenetic protein：BMP）より骨誘導能が認められる．

（2）（非脱灰）凍結乾燥骨（freezed-dry bone allograft：FDBA）

凍結乾燥により免疫原性はきわめて低い．

3）異種骨（xenograft）生物由来

・ヒト以外の動物の骨を脱タンパクしてミネラル成分のみにしたもの

・ウシ骨の脱灰凍結乾燥骨（Bio-Oss®）が代表的

4）代用骨（人工骨）

ハイドロキシアパタイト，β-TCP（リン酸三カルシウム），バイオガラス，炭酸アパタイト

B 骨伝導能（osteoconduction）

・骨組織の部位に沿って骨組織を増加させる能力（周囲骨に連続して新たな骨組織が形成）

・医療材料を自然骨内に埋入したとき，材料表面に沿って骨が形成され，材料と骨が結合して一体となる機能（インプラント体周囲に骨が形成され，骨結合する）

・骨を失った部位の母床骨の中に存在する骨をつくる細胞（骨芽細胞）を活性化して骨形成を促す能力

C 骨誘導能（osteoinduction）

・骨組織の部位以外に骨を形成する能力

・骨が存在しない場所で間葉系細胞などを骨形成細胞に分化させて新生骨を形成する．

・脱灰骨や骨形成タンパク質などの医療材料を，生体内の骨がない部位（たとえば筋肉内）に埋入した際に材料表面に沿って骨が形成される．

CHECK! インプラントおよび骨補填材の特徴 よくでる → p.7 参照

分類			種類	骨伝導能	骨誘導能	生体内吸収性・崩壊性	生体活性/生体不活性
インプラント材料			セラミックス系 ジルコニア アルミナ	○	×	×	生体不活性
			金属系 チタン チタン合金	○	×		
骨補填材	生物由来	ヒト	自家骨	◎	○	○	生体活性
			他家骨	◎	DFDBA：○ FDBA：×	△	
		動物	異種骨	◎	×	△	
	人工材料		バイオガラス ハイドロキシアパタイト	◎	×	基本的に×	
			リン酸三カルシウム 炭酸アパタイト	◎	×	○	
バリアメンブレン，吸収性縫合糸など（複合材料）			アテロコラーゲン ポリ乳酸-ポリグルコール酸共重合体(PLLA-PGA) ポリ乳酸(PLA) ポリグリコール酸(PGA) ポリ乳酸-グルコール酸共重合体(PLGA)	×	×	◎	—

Ⅲ．硬組織のマネジメント（ハードティッシュマネジメント）

インプラント埋入および機能的・審美的な上部構造の製作のためには良質で豊富な骨の存在が不可欠である．高度に吸収した顎堤や，上顎洞，神経走行などの解剖学的制限を改善するために，各種骨補填材を使用して理想的な骨量（三次元的骨形態）を造成する．

A 硬組織のマネジメントの目的と種類

目的：骨の状態（インプラント体周囲）を良好な環境に整えて，インプラント体を三次元的に理想的な部位に埋入できるようにする．

種類	骨造成方向	主な対象部位	使用移植(骨補塡)材料
自家骨移植	水平>>垂直	上下顎前歯～小臼歯部	自家骨片(皮質骨)
骨再生誘導法(GBR)	水平>>>垂直	全顎	自家骨 人工材料(自家骨と混ぜるのが望ましい)
上顎洞底挙上術(側方アプローチ，歯槽頂アプローチ)	垂直	上顎臼歯部(上顎洞)	自家骨 人工材料(自家骨と混ぜるのが望ましい)
骨延長術	垂直	下顎前歯部	なし
スプリットクレスト(リッジエクスパンジョン)	水平	上下顎前歯～小臼歯部	自家骨 人工材料(自家骨と混ぜるのが望ましい)
下歯槽神経・血管束側方移動術	骨造成なし	下顎臼歯部	なし
骨再生療法	水平・垂直	全顎	間葉系細胞，人工材料・素材(足場材)，生理活性物質(サイトカイン)
矯正学的挺出	垂直	全顎(歯根がある部位)	なし

B 自家骨移植

1）特徴

・患者から採取したブロック骨をスクリューやプレートで母床骨に固定したり，細片骨（ボーンミルや破骨鉗子で骨を粉砕したもの）を塡塞する．

・移植骨は最終的に骨のリモデリングにより新生骨に置換される（時間はかかる）．

・採取時にドナーサイトへの侵襲が大きい．

・移植直後の過重（メカニカルストレス）は骨吸収を引き起こす．

・感染は移植の失敗・骨吸収を引き起こす．

・細菌感染を防ぐために，創の完全閉鎖が必須（減張切開などの応用）

・垂直的骨造成は閉鎖弁にテンションがかかりやすく，創哆《し》開《かい》（縫合した創が裂開すること）のリスクが高い（手技の難易度が高い）．

2）ブロック骨移植（固定方法による分類）

（1）インレーグラフト

陥凹した欠損部に骨を塡入・固定する．

（2）ベニアグラフト ← 一般的に用いられる

唇・頰側に板状骨を貼りつけて固定する（主に幅の増加）．

（3）サドルグラフト（オンレーグラフト）

顎骨上に骨を乗せ，平坦で低い顎堤を高くする．

（4）J グラフト

移植骨形態がJあるいはL字形態．垂直的および水平的に骨を造成する．

（5）サンドイッチグラフト

顎骨を基底部と歯槽部に分割し，その間にブロック骨を挟む．

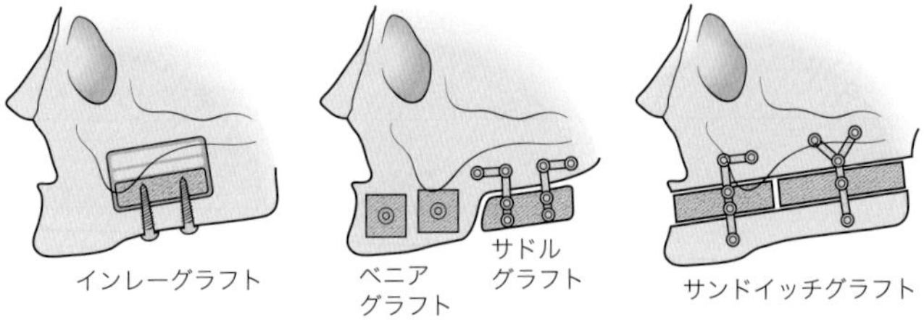

（よくわかる口腔インプラント学，第3版，2017[1] より改変）

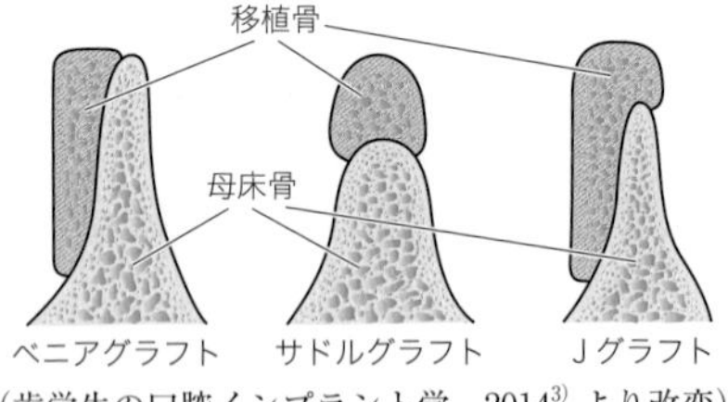

（歯学生の口腔インプラント学，2014[3] より改変）

3）ブロック骨の採取部位と方法

（1）口腔内

下顎枝部，オトガイ部，上顎結節部，前鼻棘部，歯槽頂部，インプラント体埋入部位周囲

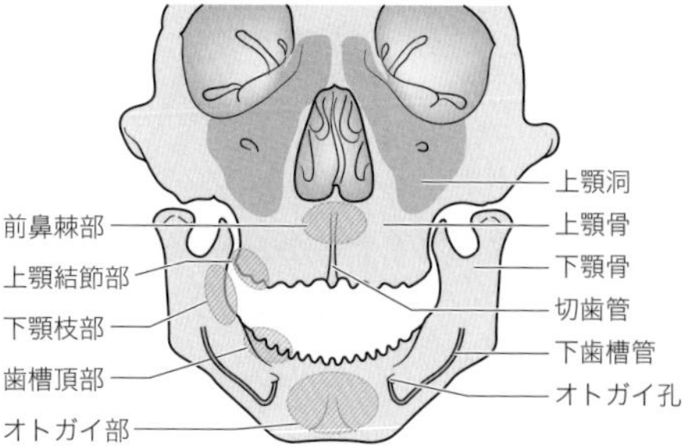

（歯学生の口腔インプラント学，2014[3] より改変）

(2) 口腔外

腸骨，頭頂骨，脛骨

(3) 採取方法

伝導ドリル，電動鋸，ピエゾエレクトリックデバイス，ノミとマレット，トレフィンバー

4）細片骨移植

自家骨や人工骨の細片（削片，粉砕片）を移植して骨量を増加する．移植骨の形態保持のためにチタンメッシュなどを用いる．

C 骨再生誘導法（GBR）

骨再生を目的に欠損部に各種骨補塡材を塡塞する．必要に応じて軟組織の侵入をブロックするためにバリアメンブレン（遮蔽膜，遮断膜）を応用する．

1）骨再生誘導法の術式と骨再生の原理

・骨欠損部へ骨補塡材（自家骨・人工骨）を塡塞する．

・隣接する骨髄腔の細胞を欠損部に侵入・分化させる．

・骨補塡材は骨形成の足場となる．

・骨補塡材自体の骨誘導能・骨伝導能にも期待する．

・バリアメンブレン（チタンメッシュ含む）により軟組織からの線維芽細胞の侵入を遮断し，骨組織の増殖（再生）前に線維芽細胞により欠損部が線維化するのを防止する．

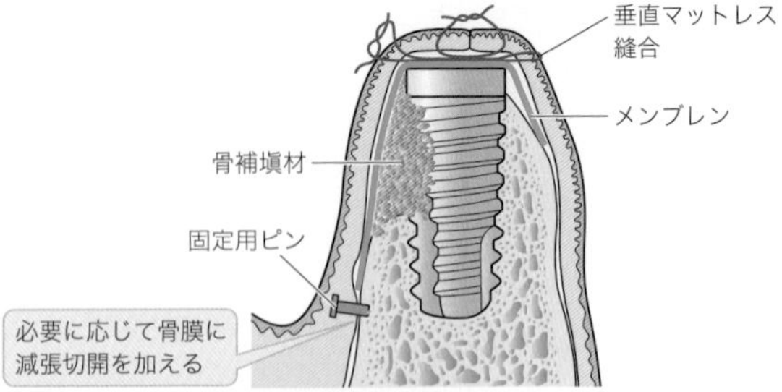

（歯学生の口腔インプラント学，2014[3] より改変）

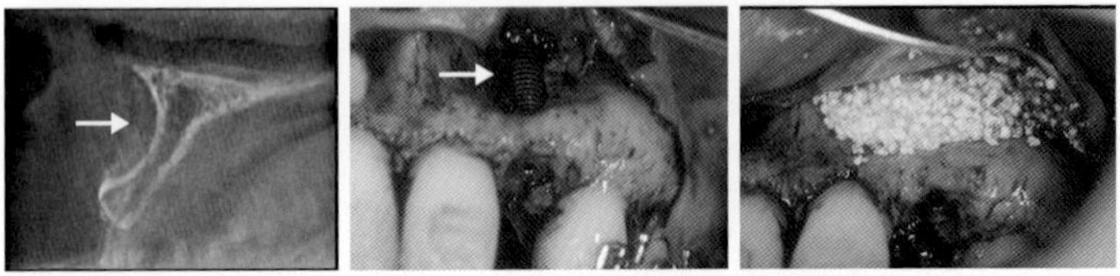

骨の陥凹部(→)に露出したインプラント体周囲に骨補填材を填塞し，骨再生を誘導した．全層弁閉鎖前にバリアメンブレンを設置した．

CHECK!　骨補填材の種類→ p.44 参照

①粉砕した自家骨，②異種骨，③ハイドロキシアパタイト（HA），
④β-TCP，⑤炭酸アパタイト

それぞれを単体で用いることもできるが，骨誘導の有無，吸収速度などから自家骨とその他材料を混ぜて使用することが望ましい．

CHECK!　骨再生誘導法(GBR 法)に用いるバリアメンブレンの種類

①非吸収性：チタンメッシュ
②吸収性：PLLA-PGA（ポリ乳酸 - ポリグルコール酸共重合体），アテロコラーゲン→ p.44 参照

D 上顎洞底挙上術（側方アプローチ，歯槽頂アプローチ）

上顎洞が歯槽頂に近接している場合に，上顎洞粘膜と上顎洞底骨の間にスペースをつくり，そのスペースに骨補填材（自家骨，異種骨，人工骨）

を塡入してインプラント体埋入に必要な垂直的骨量を確保する．側方アプローチと歯槽頂アプローチがある．

上顎洞底挙上術式の比較

項目	側方アプローチ	歯槽頂アプローチ（ソケットリフト）
外科的侵襲	大きい	比較的小さい
手術野	広い 明視下（上顎洞内を直視して，上顎洞粘膜を剝離する）	狭い 暗視下（上顎洞内部は直視できない）
必要な既存骨（上顎洞底骨の厚み）	制限なし	4～5mm は必要
可能な挙上量	特に制限なし	3～5mm 程度
インプラント体埋入	同時埋入 遅延埋入（症例によっては上顎洞底挙上術のみを行う場合あり）	同時埋入（長さ制限あり）
骨補塡材の量	広範囲に挙上するために，ある程度の量が必要	少量でよい
治癒期間	骨補塡材の種類により異なる（自家骨移植の場合は 6 か月程度）	骨補塡材の種類により異なる（自家骨移植の場合は 6 か月程度）
インプラント体の上顎洞内迷入のリスク	起きにくい	起きやすい
上顎洞粘膜の穿孔への対応	穿孔した場合，直視で確認できる 修復作業が可能（小さい場合は吸収性メンブレンで被覆）	穿孔を直視できない（触知は可能） 修復作業は困難

1）上顎洞底挙上術のリスクファクター

・全身疾患（手術に関するリスクファクター→ p.17 参照に準拠）
・鼻疾患（副鼻腔炎，鼻炎，アレルギー性鼻疾患，花粉症）
・喫煙
・上顎洞粘膜の肥厚：①鼻疾患の既往による場合
　　　　　　　　　　②歯性（根尖病巣，歯周疾患など）による場合
・自然孔（半月裂溝）の自然閉鎖

外科

2）側方アプローチ

上顎洞底挙上と同時にインプラント体を埋入する場合と，骨造成のみ行い，仮骨後に改めてインプラント体埋入を行う場合（ステージドアプローチ）がある．

術式

①頬粘膜を剝離・翻転し，上顎洞側壁に骨窓を設定する．
②バーやピエゾエレクトリックデバイスで骨窓を形成する．
③穿孔しないように骨窓部から上顎洞粘膜を剝離する．
④インプラント体が埋入可能な高さまで上顎洞粘膜を剝離・挙上する．
⑤挙上した上顎洞粘膜と上顎洞底既存骨間のスペースに骨補填材を填塞する．

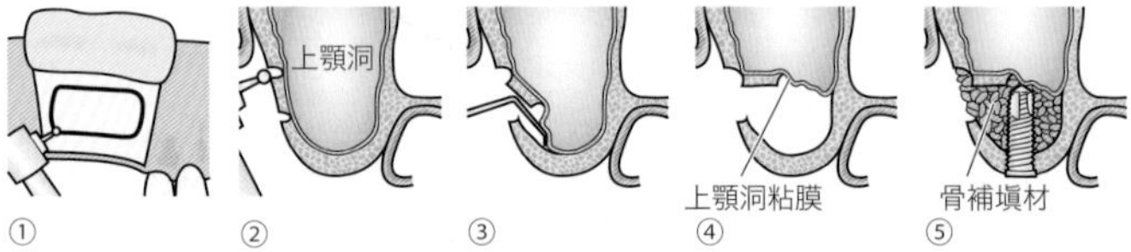

（歯学生の口腔インプラント学，2014[3] より改変）

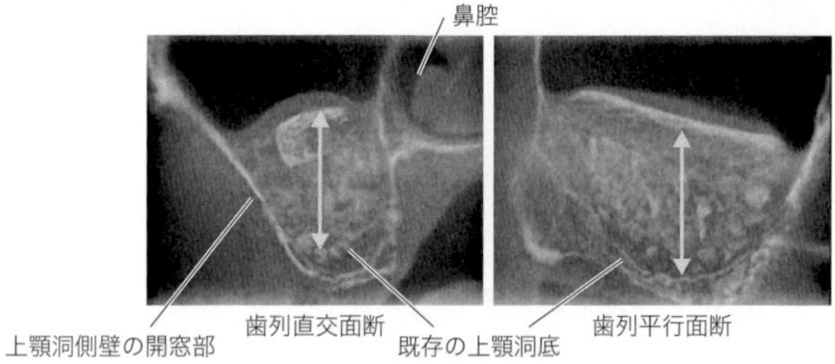

側方アプローチ後の歯科用 CT 画像
⟷：自家骨移植で挙上した上顎洞

3）歯槽頂アプローチ（ソケットリフト）

術式

①歯槽頂切開からインプラント埋入窩を形成する（上顎洞底から 1.5～2.0 mm 手前まで）．

②上顎洞粘膜に穿孔しないようオステオトームで上顎洞底骨を挙上する．
③骨補填材を緩衝材として利用しながら，オステオトームで上顎洞底をドーム状に押し上げる（オステオトームは洞内に侵入させない）．
④上顎洞底粘膜を十分に挙上した後に，インプラント体を埋入する．

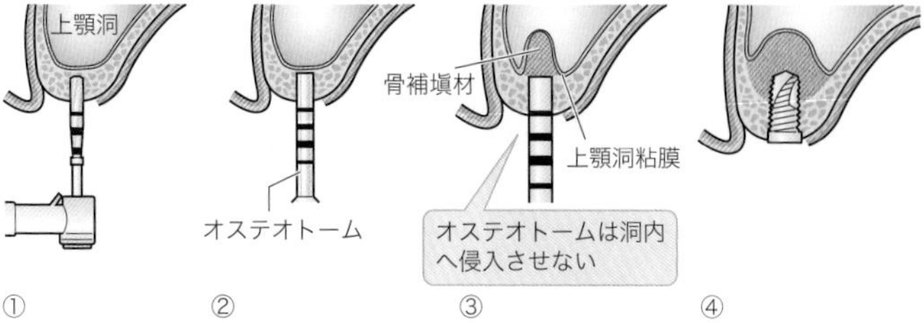

（歯学生の口腔インプラント学，2014[3] より改変）

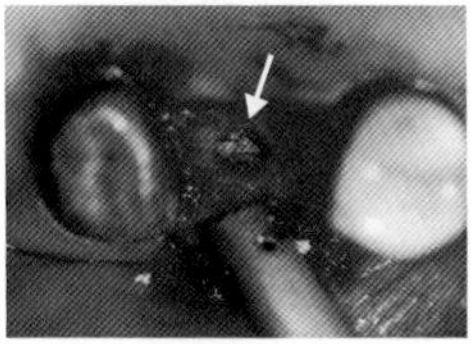

骨補填材を埋入窩に填塞する(→)．

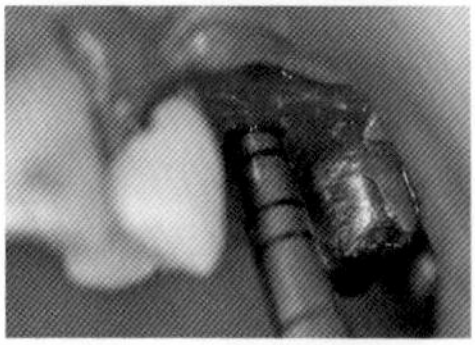

オステオトームで槌打して骨補填材で上顎洞粘膜を挙上する．

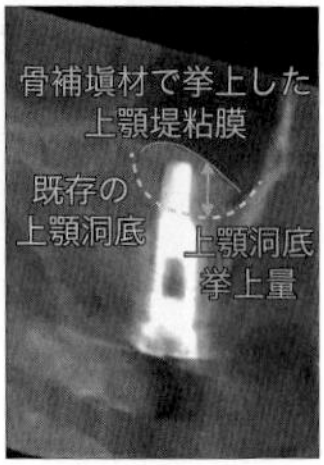

歯列横断面像

E 骨延長術（distraction osteogenesis）

骨折の治癒過程の仮骨化を利用し，延長したい部分を骨切りして骨片を少しずつ引き離して骨断端からの仮骨形成を誘導する．

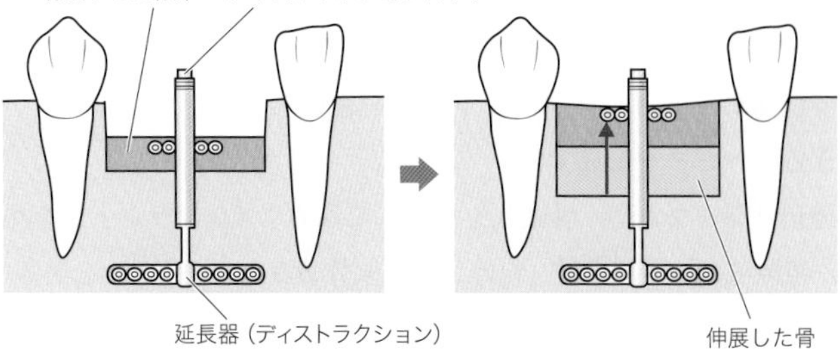

（歯学生の口腔インプラント学，2014[3] を参考に作成）

術式

①移動予定部位の骨切りを行い（→），延長器をスクリューで固定する．

②延長器を用いて，移動予定部位を 0.5 mm/日程度，垂直方向に進展する．

③延長予定部位に達した段階で固定して，2～3 か月仮骨を形成させる．

④延長器を撤去後にインプラント体を埋入する．

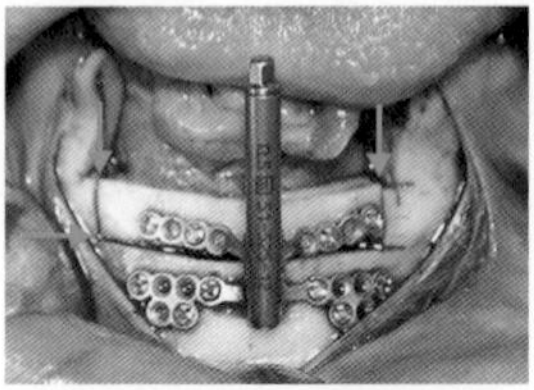

延長器の装着

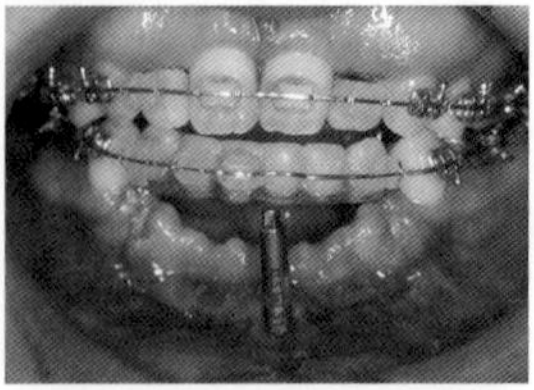

仮骨の延長

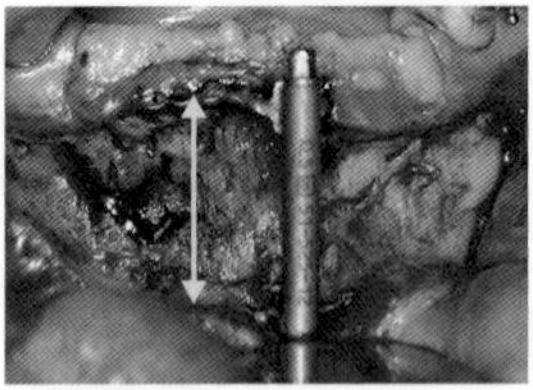

延長器を撤去した状態

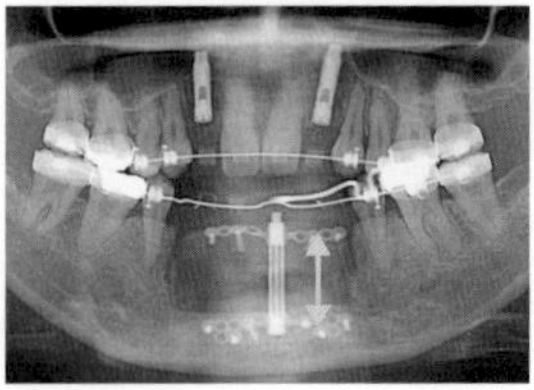

延長後のパノラマエックス線写真

↔：垂直的に仮骨を延長した下顎前歯部骨

F スプリットクレスト

狭窄した歯槽骨を唇・頰側–舌側的に増大させ，同時にインプラント体を埋入する．

術式

①細いバーで歯槽頂にオステオトームを挿入する溝を形成する．

②オステオトームを挿入し，槌打して唇・頰側の骨壁を若木骨折させる．

③徐々に太いサイズのオステオトームを使用してインプラント体が埋入できるスペースを形成する．

④歯槽頂は菲薄なため，骨吸収を見込んで深めにインプラント体を埋入する．空隙部には骨補塡材（粉砕した自家骨あるいは人工骨）を塡塞する．

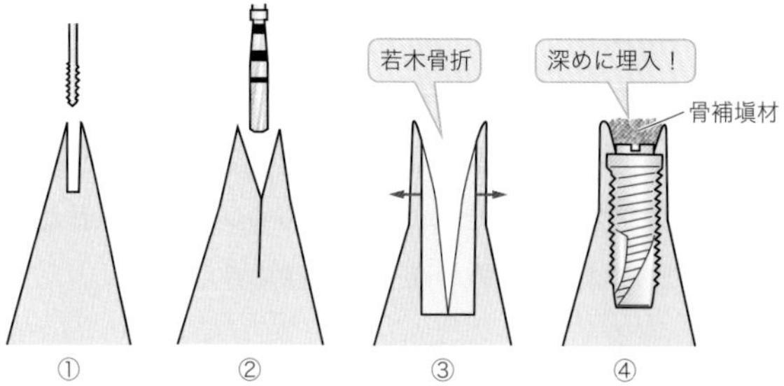

(歯学生の口腔インプラント学，2014[3] より改変)

G 下歯槽神経・血管束側方移動術

・歯槽頂から下顎管までの垂直的距離が不足している場合に適用する．

・下顎管内の下歯槽神経・血管束を頬側に移動し，その裏側にインプラント体を埋入する．

・下唇やオトガイ部の知覚異常のリスクを伴う．

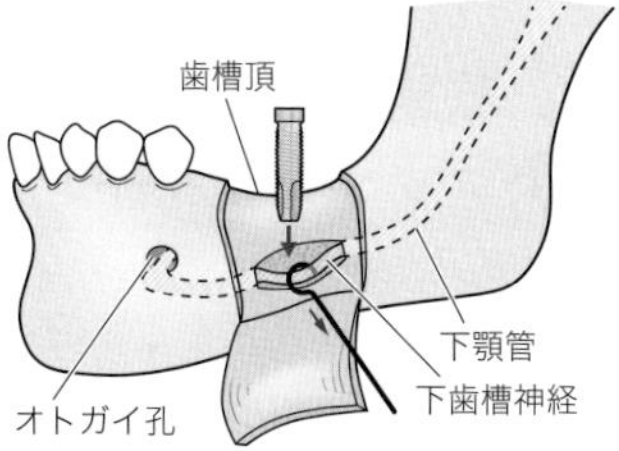

H 骨再生療法

・細胞や組織を体外で培養あるいは加工して身体に移植する治療法（ティッシュエンジニアリング）．骨再生には間葉系細胞を使用する．

・①生きた細胞，②人工材料・素材による足場（スキャホールド），③細胞や生体に影響する生理活性物質（サイトカイン）の三要素を，一定時間・適切な環境におくことで生体機能を有した組織・臓器を創出する．

I 矯正学的挺出

矯正力を利用して歯根周囲の歯槽骨や歯肉ごと歯冠方向へ挺出する．

インプラント体埋入の前処置として，抜歯予定の歯を矯正的に挺出し，歯槽骨の垂直的高さを増加させる．抜歯後のインプラント体埋入時には，垂直的骨量の増加と周囲軟組織の改善が期待できる．

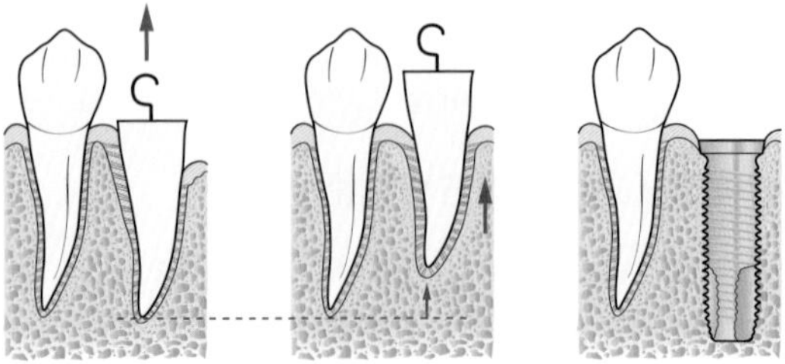

弱い矯正力で歯根を牽引

歯根の挺出に伴い歯槽骨が垂直的に造成

骨造成手術なしでインプラント体埋入が可能

Ⅳ．軟組織のマネジメント（ソフトティッシュマネジメント）

インプラント治療後の機能や審美性を永続的に維持するためには，骨のみでなくインプラント周囲の軟組織が安定した状態でなくてはならない．そのためには一定以上の厚み・幅を有した周囲角化粘膜が必要である．それにより口腔内と骨－インプラント界面への交通を封鎖し，プラークの付着や細菌の侵入を防止する．

歯周外科手術を伴う軟組織のマネジメントは二次手術時に併用することが多い．これは，①手術介入数の減少，②ヒーリングアバットメントで歯周パック（歯周包帯，サージカルパック）の維持が確実に行える，③必要な角化粘膜量が確保しやすい，などの利点がある．

A 軟組織のマネジメントの目的

・インプラント周囲に適切な幅，厚みの非可動性角化粘膜を獲得
・上部構造の審美性の維持・獲得
・インプラント治療後に生じる軟組織の退縮や喪失の改善・予防

B 角化粘膜獲得の利点（インプラント周囲に角化粘膜が存在する利点）

・治癒期間中の創面安定＝感染予防
・プラークの付着の予防
・上皮の深部増殖の防止
・術後の粘膜形態の獲得
・メインテナンスがしやすくなる．
・外部刺激からインプラントを保護する．

C 軟組織のマネジメントに用いる外科処置（→詳細・原理などは『パーフェクトマスター歯周病学』を参照）

1）遊離歯肉移植術（free gingival graft：FGG）

主に臼歯部で角化粘膜がほとんどない症例に用いる．移植片（主に口蓋から採取）により非可動性角化粘膜を増大して，抵抗性のある周囲粘膜を獲得する．

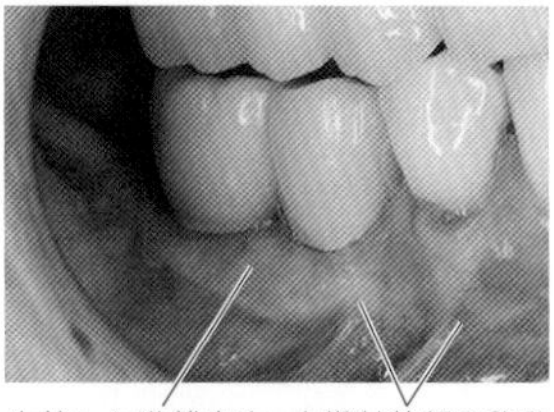

遊離歯肉移植術

2）上皮下結合組織移植術（connective tissue graft：CTG）

審美改善を目的にした場合の第一選択．口蓋部粘膜の結合組織層を移植して歯槽部粘膜の厚みを増大し，歯間乳頭の欠如や唇・頰側の陥凹に対応する．

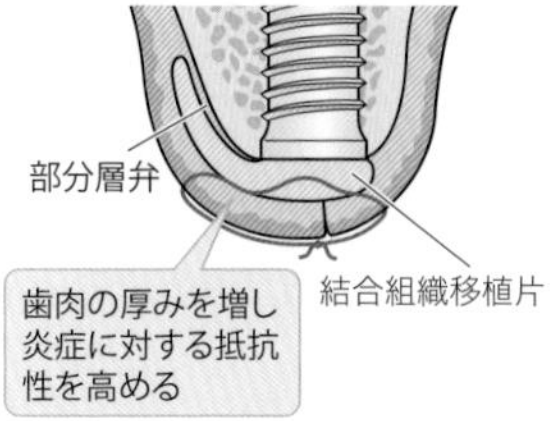

上皮下結合組織移植術
（歯学生の口腔インプラント学，2014[3]）より改変）

3）口腔前提拡張術
（vestibuloplasty）

歯槽突起の吸収や小帯の高位付着などにより口腔前提が浅い症例に応用．清掃性の向上や角化粘膜の長期保護などを目的とする．

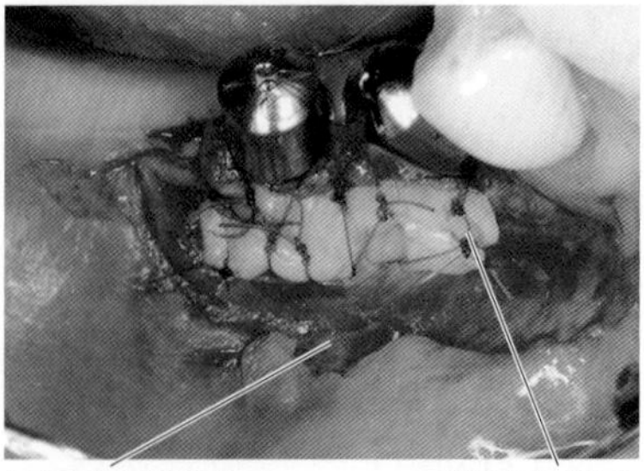

口腔前庭拡張術

4）根尖側移動術
（apically positioned flap：APF）

主に臼歯部で角化粘膜幅が不十分であるが，遊離歯肉移植をしなくても角化粘膜の改質（幅・厚み）が期待できる場合に行われる．実際のインプラント症例では多用される．

術式

①根尖側へ移動する角化粘膜を確保するように部分層弁用の切開線を設定する．
②骨膜が残るように部分層弁を形成する．
③ヒーリングアバットメントを装着後，角化粘膜弁を根尖側に移動して骨膜に縫合する．
④根尖側に移動した歯肉弁から角化粘膜の幅が歯冠側に増加する．

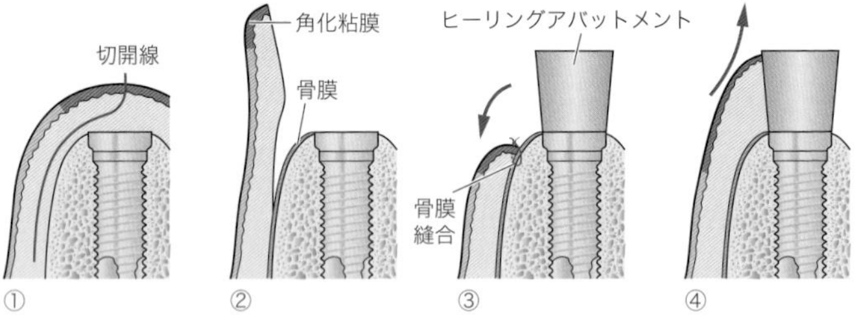

V．手術・外科処置に伴うトラブル・合併症

A 外科的合併症の発生時期

①手術中（事故に直結することもある）

②手術後（麻酔効果消失後，帰宅後，治癒期間中）

B 手術中の合併症

1）全身状態の悪化

原因

・基礎疾患がある．

・術前検査の不足，全身状態の認識不足

・当日の患者体調

> **CHECK!** 全身状態の急変を起こす可能性のある疾患
>
> ①高血圧，②虚血性心疾患，③脳血管障害，④糖尿病，⑤甲状腺機能高進症（バセドウ病），⑥副腎皮質ホルモン（ステロイド薬）の常用

予防・対応

・患者の基礎疾患・臨床検査値を把握する．

・手術中にバイタルサインをモニタリングする．

・患者の生活指導，当日の体調管理

2）異常出血

(1) 口底出血

原因

・ドリリング時の舌側穿孔に起因する舌下動脈・オトガイ下動脈の損傷

予防・対応

・下顎前歯～小臼歯部の解剖学的形態を精査する．

・ドリリング方向に注意する．

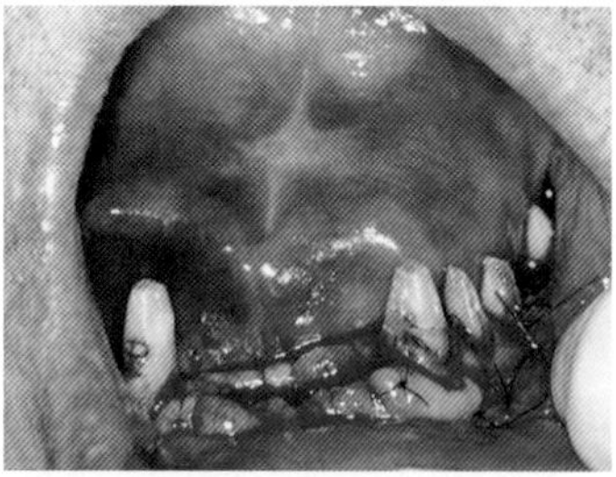

口底出血(60歳，男性)
2|部インプラント体埋入時にドリルが12 mmに達したときに口底に血種が出現した．
（松浦正朗先生のご厚意による，日口腔インプラント誌 25，2012[9)]）

CHECK! 口底の動脈損傷による異常出血 よくでる

舌側皮質骨をドリルで穿孔すると，周囲軟組織内の脈管系を損傷する危険性がある．特に舌下動脈やオトガイ下動脈の損傷による異常出血による口底の腫脹は，上気道閉塞による窒息を引き起こして，生命にかかわる重篤な合併症になりうる．

舌下動脈は大臼歯から小臼歯・前歯に向かって走行が変化するので，吸収した小臼歯部・前歯部では皮質骨穿孔に注意する．

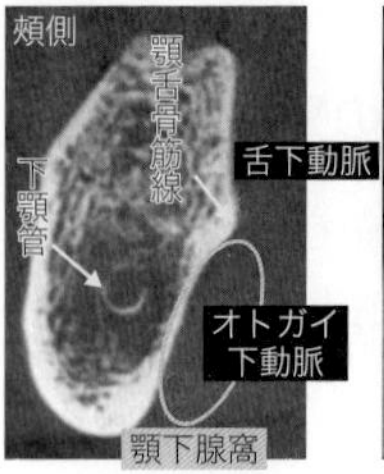

第一大臼歯相当部

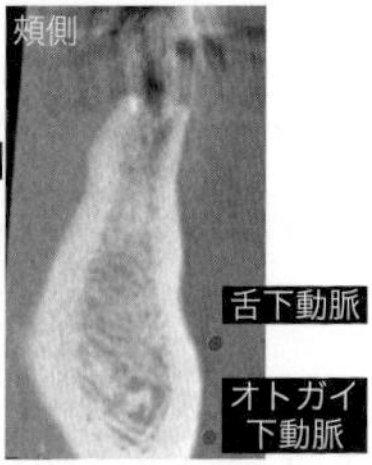

犬歯-第一小臼歯間相当部

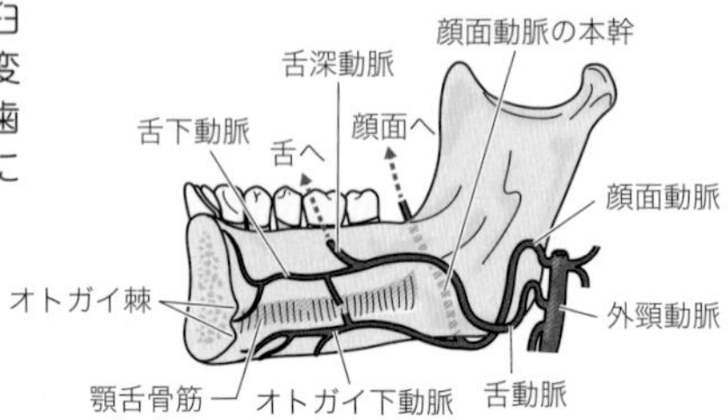

顎骨外・下顎底部の状況把握

（歯学生の口腔インプラント学，2014[3] より改変）

（2）口腔内出血

原因

- 下歯槽動脈（下顎管）の損傷
- 大口蓋動脈の損傷（遊離歯肉弁採取時）

予防・対応

- 術前 CT により解剖形態を把握する．
- 移植片採取時の切開部位
- 口蓋部の血管走行を理解する．

3）インプラント体の上顎洞内迷入

上顎洞底部の骨高が低く，骨質が弱いことに起因する．過度な埋入圧によりインプラント体が上顎洞内へ迷入する．歯性上顎洞炎を併発するため，早期の除去が必要である．

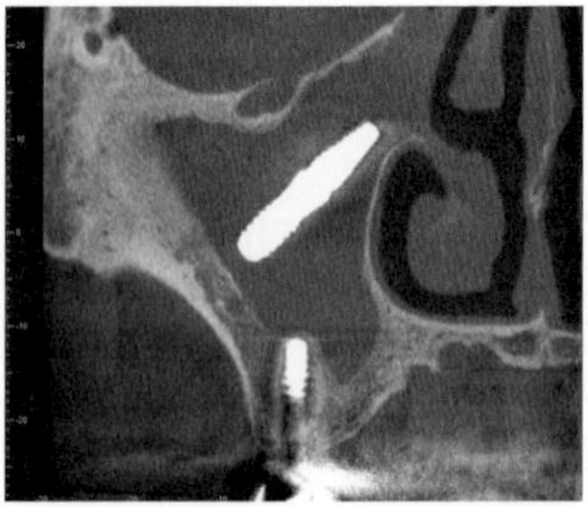
上顎洞内へのインプラント体の迷入

原因

・上顎洞底の穿孔

・骨質が悪く，初期固定が不良

予防・対応

・骨質の把握

・適切なインプラント埋入圧

・術前 CT による解剖形態の把握

・迷入したインプラント体は早急に除去➡歯性上顎洞炎の予防

4）下顎管・オトガイ神経損傷

下顎のインプラント埋入で最も多い合併症

原因

・術前の CT 撮影を怠った．

・読影（安全域計測）ミス

・埋入窩形成深度の誤り

予防・対応

・術前 CT による解剖形態の把握

・新品のバーを使用

・適切なドリリング圧

・術後の麻痺状態の診断・投薬

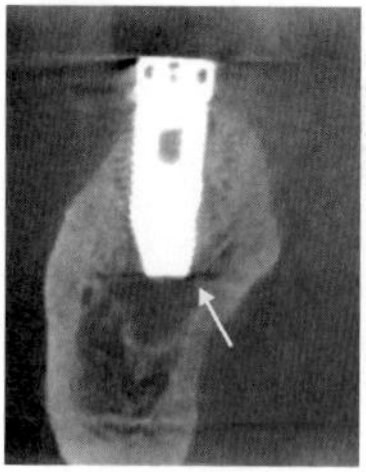

下顎管への穿孔

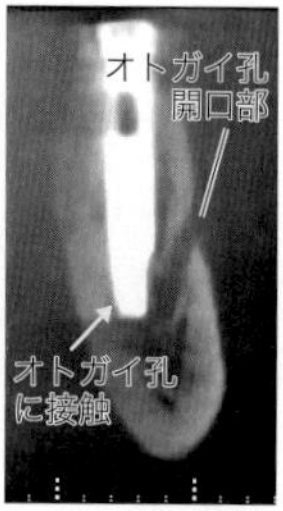

オトガイ神経損傷

オトガイ孔アンテリアループの損傷にも注意！

5）インプラント初期固定不良

原因

・埋入窩形成不良（径が大きすぎる）

・骨質が悪い（軟らかい）

予防・対応

・骨質の把握

・ドリリング時にバーの「ブレ」に注意

6）骨折

原因

・下顎無歯顎（骨体高径 10 mm 以下）

・歯槽突起が薄い．

・小さめの埋入窩に無理やりインプラントをねじ込む．

予防・対応

・術前 CT による解剖形態の把握

・ドリリング圧・埋入圧に注意

7) 隣接歯根の損傷

原因

・隣接歯根方向の確認ミス

・埋入窩形成方向の誤り

・隣在歯への近接

予防・対応

・術前にパノラマエックス線画像，CT 画像で歯根方向を把握

・埋入部位・方向への配慮

・接触時にはインプラントを除去する．

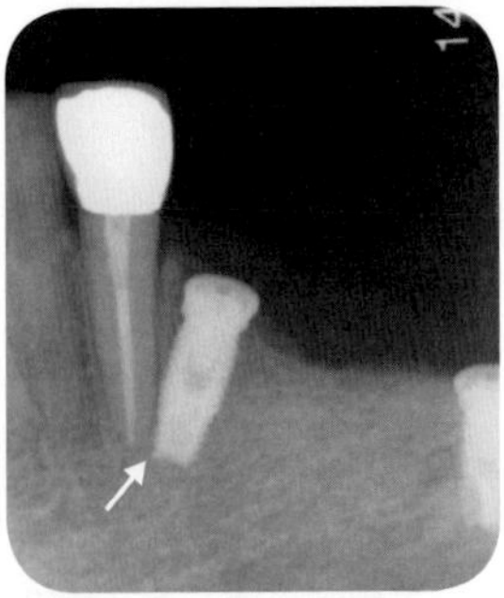

隣接歯根への接触・損傷
隣接歯根の方向の確認不足やインプラント埋入方向の誤りなどにより隣接歯根に接触・損傷することがある．

8) インプラント体のスタックや破折，ドリルの破折

原因

・固い骨・小さめの埋入窩に無理やりインプラントをねじ込む．（下顎前歯に多い）

・ドリリング時や埋入時に過度な荷重を加える．

予防・対応

・骨質を把握し，硬い骨ではドリリング時にタップを使用する．

9) インプラント体の埋入位置不良

原因

・術前の治療計画不足

・不十分な骨幅・骨高部への埋入

・サージカルガイドプレートの不使用

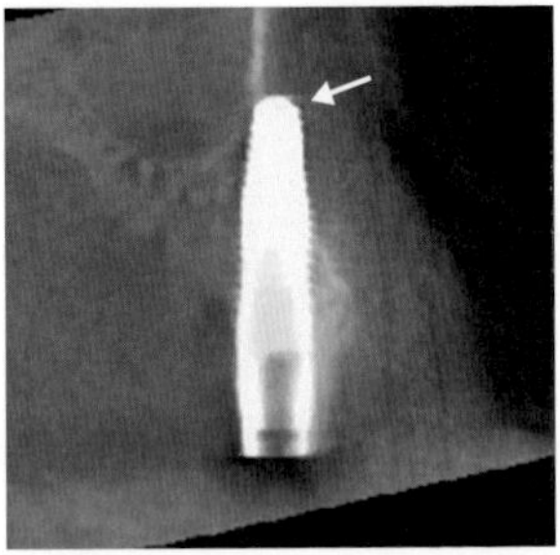

ドリリング方向を誤り，顎骨外に埋入している．

予防・対応

・最終補綴設計と埋入計画を確実に立案する．

・サージカルガイドプレートを使用する．

・インプラントの除去➡治療を待って再埋入する．

C 手術後の合併症

手術後に発生するトラブル・合併症

種類	原因	予防・対処など
神経麻痺	・下歯槽神経，オトガイ神経の損傷	p.59 参照
上顎洞炎	・上顎洞穿通・インプラント迷入 ・上顎洞粘膜への過度な侵襲 ・骨補塡材の上顎洞内拡散	・CT による解剖形態の把握
術後出血	・血液凝固異常，不十分な止血 ・不十分な肉芽除去	・術前の全身状態確認 ・与薬状態の把握 ・徹底した肉芽除去
疼痛	・患者の疼痛閾値が低い（個人差あり） ・持続性・打診性の疼痛は，骨熱傷の可能性大	・埋入窩形成時の十分な冷却 ・新品ドリルの使用 ・適切なドリル回転速度
腫脹	・全層弁形成や骨膜減張切開の大きさに比例する	・必要最小限の切開・剝離量 ・丁寧で慎重な外科処置
血腫，出血斑	・抗血小板薬服用 ・剝離時の過度な侵襲 ・手術中の不適切な器具使用	・術前の全身状態確認 ・与薬状態の把握
創哆開*，インプラント体の露出	・創部の血行不良 ・閉鎖弁の過緊張 ・喫煙や口腔衛生不足	・弁の縫合を確実に行う ・切開線のデザイン ・適切な埋入深さ ・口腔内衛生・生活指導
感染	・創哆開* ・残存歯の歯周病原菌	・弁の縫合を確実に行う ・術前の歯周・齲蝕処置 ・適切な抗菌薬投与 ・口腔内衛生・生活指導
オッセオインテグレーションの不獲得，インプラント体の脱落	・骨の火傷 ・埋入窩の直径が大きすぎる（初期固定不良） ・骨質の異常（固すぎる，柔らかすぎる） ・インプラント体への過重や微小動揺（二次期間中）	・埋入窩形成時の注水・冷却 ・適切な埋入窩径（直径） ・骨質の把握と適切なインプラント径 ・治癒期間中のインプラント体への過重・動揺制限

*創哆開：縫合した創が裂開すること

Ⅵ. コンピュータ支援のインプラント外科手術（ガイデッドサージェリー）

A 特　徴

・専用シミュレーションソフトで顎骨の CT 画像（DICOM データ）と診断用ワックスアップ画像（STL データ）を重ね合わせ（マッチング），コンピュータ上でインプラント体埋入シミュレーションを行う．

・CAD/CAM サージカルガイドプレートを製作し，インプラント体埋入手術を実施する．

・従来の診断用テンプレートを改良したサージカルガイドプレートと比較して以下の利点・欠点を有する．

1）利点

・CAD/CAM サージカルガイドプレートにより，①正確な埋入，②埋入時間の短縮，③安全性の向上，④外科的合併症の軽減（内出血，疼痛），などが期待できる．

・顎骨情報を生かした補綴主導型インプラント治療

・骨造成の有無，骨補塡材の必要容積算出，骨造成を避ける埋入プランニング（傾斜埋入）が可能

・患者への説明，インフォームドコンセントに利用できる．

・即時荷重用の暫間上部構造の術前製作が容易

2）欠点

・シミュレーションソフトや専用外科器材などの初期費用がかかる．

・シミュレーションやプランニングに時間がかかる．

・CAD/CAM サージカルガイドプレートの精度には多少の誤差がある．

・軟組織に対するシミュレーションが困難である．

B ワークフロー

・骨の欠損形態，残存歯数，上部構造の種類により診断用テンプレートの使用の有無を決定する．

・シミュレーションソフトによる患者の CT 画像と診断用ワックスアップ画像のマッチング以降のワークフローは共通

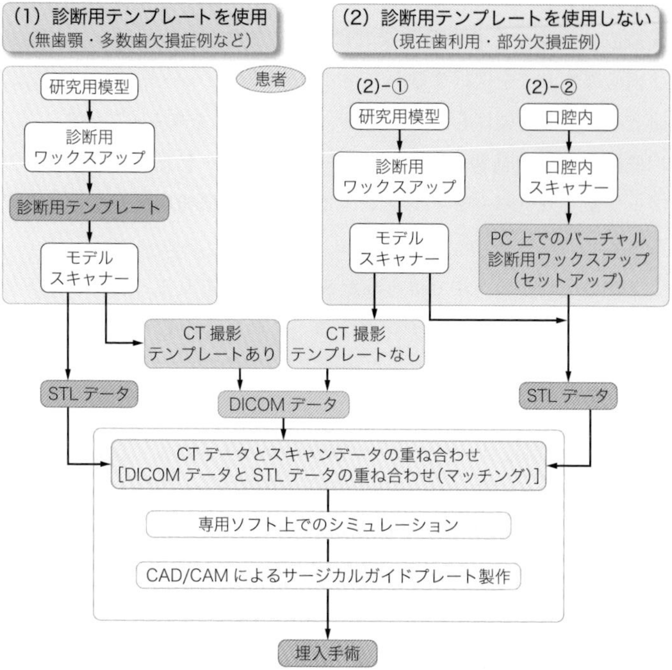

1) 診断用ワックスアップのデジタルデータ化と CT 画像のマッチング

・顎骨の CT 画像と診断用ワックスアップ画像をマッチングさせるためには標識点（重ね合わせるための指標）が必要

・少数歯欠損症例では現在歯（残存歯）を使用する．現在歯を利用できない無歯顎や多数歯欠損，歯冠補綴装置によるアーチファクトの影響が強い場合は，診断用テンプレートに標識点を埋め込む．

(1) 診断用テンプレートを使用する方法 無歯顎・多数歯欠損症例など

・研究用模型上の診断用ワックスアップから製作した診断用テンプレートを装着して CT 撮影する．

・診断用テンプレート単体をスキャンしてシミュレーションソフトでCT画像上の診断用テンプレート情報にマッチングする.

(2) 診断用テンプレートを使用しない方法 現在歯を利用，部分欠損症例

・診療設備環境や患者の希望などにより，2通りの診断用ワックスアップ画像製作方法を選択する.

①研究用模型上で製作した診断用ワックスアップをスキャンする.

②口腔内光学印象情報に，シミュレーションソフト上で診断用ワックスアップを行う（バーチャルワックスアップ）．研究用模型なし（モデルレス）

①，②いずれかの方法で得られたSTLデータをシミュレーションソフト上で顎骨CT画像とマッチングする．この場合の**CT撮影は診断用テンプレートを使用せず**，現在歯を標識点として活用する.

2) コンピュータシミュレーション

・CT画像と診断用ワックスアップ画像のマッチング後，シミュレーションソフト上でインプラント体埋入シミュレーションを行う.

・上部構造に対してインプラントの本数，サイズ，埋入方向などを解剖学的情報と補綴学的視点（生体力学，清掃性，審美性など）を考慮してシミュレーションを行う.

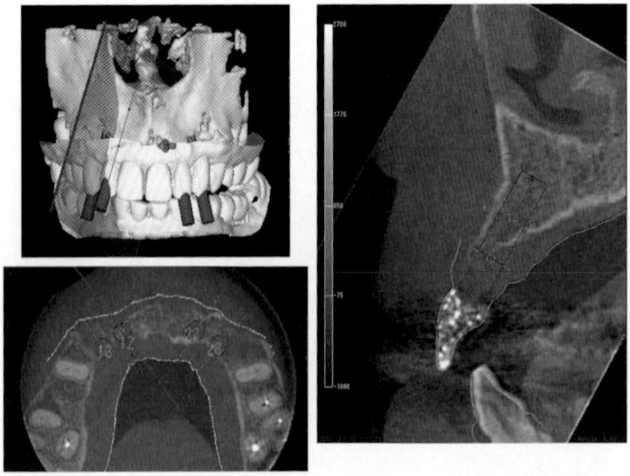

診断用テンプレートを装着して撮影した顎骨CT画像と診断用ワックスアップ画像をマッチングし，上部構造を考慮したインプラント体埋入シミュレーションを行う.

3）サージカルガイドプレートの製作とガイデッドサージェリー

・シミュレーションをもとにサージカルガイドプレート〔粘膜（骨）支持型, 現在歯支持型〕をシミュレーションソフト上で設計する（CAD）.

・設計データをもとにサージカルガイドプレートを製作する（CAM，3Dプリンター）.

・サージカルガイドプレートを装着し，専用ドリルセットでインプラント体埋入を行う.

・使用するドリルサイズや順序はシミュレーションをもとにあらかじめ決定されている.

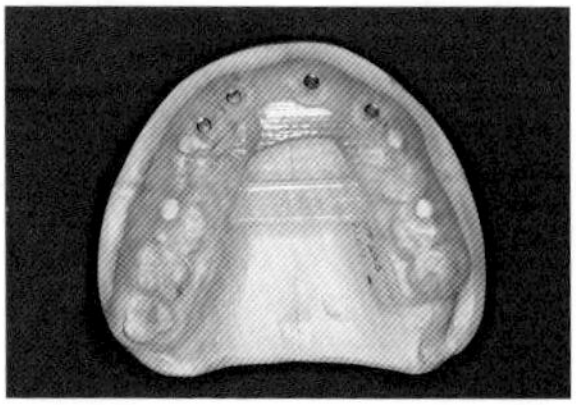

CAD/CAM サージカルガイドプレート

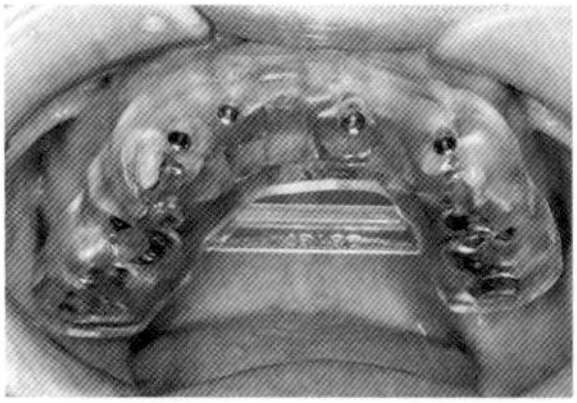

サージカルガイドプレートを装着し，所定のドリルでインプラント体を埋入する.

診断用テンプレートを使用しない場合

①診断用ワックスアップ画像をCT画像に重ね合わせる（現在歯によりマッチング）.

②インプラント体埋入シミュレーションを行い，CAD/CAM サージカルガイドプレートを製作する.

③サージカルガイドプレートを使用してインプラント体の埋入を行う.

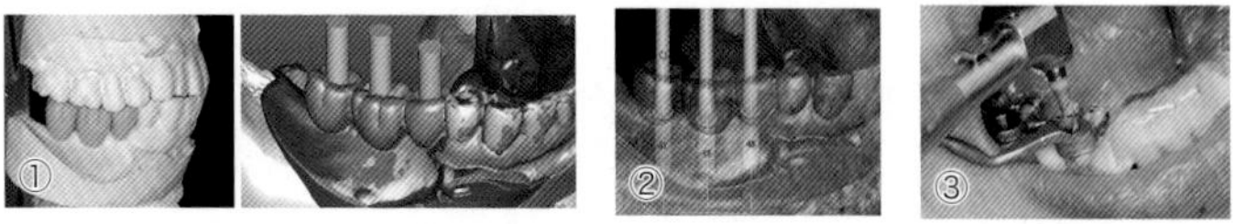

（デンツプライシロナ提供）

Chapter 4

補綴術式

Check Point

- 上部構造の種類と固定方式を理解する.
- アバットメントの種類と上部構造との関係を理解する.
- 上部構造の製作ステップを理解する.
- 上部構造の試適，装着，咬合を理解する.
- 暫間上部構造を理解する.
- 印象方法と作業用模型の製作法（ガム模型）を理解する.
- インプラントオーバーデンチャーの種類と特徴を理解する.
- 補綴学的合併症を理解する.

Ⅰ. インプラント補綴の基本事項

A 上部構造の種類

欠損形態や患者の希望，残存歯の状況により上部構造を決定する.

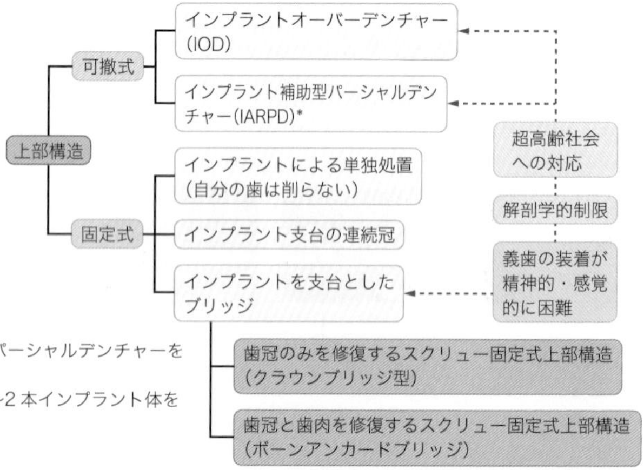

* 通常の可撤性パーシャルデンチャーを使用.
義歯床下に 1〜2 本インプラント体を補助的に配置

B インプラント体と上部構造の固定様式

1）スクリュー固定式

・上部構造を専用のスクリューでインプラント体あるいはアバットメントに装着する．

・インプラント体に直接上部構造が連結されるダイレクト構造とアバットメントが介在するインダイレクト構造がある．

2）セメント固定式

・上部構造をインプラント体に接合した支台歯形態のアバットメントにセメントを用いて装着する． インダイレクト構造のみ

・仮着と合着（接着）を使い分ける． → p.79，80 参照

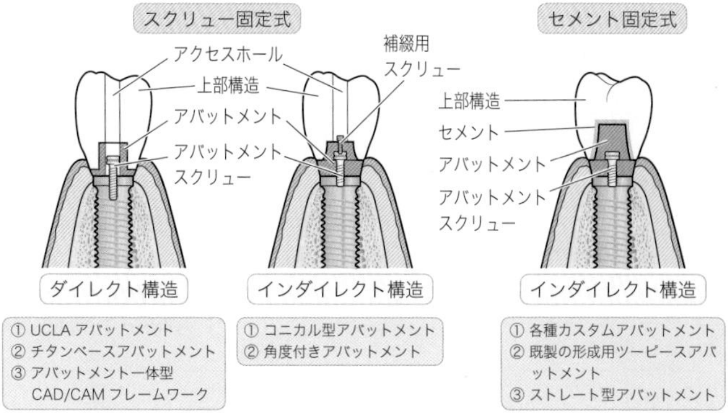

（よくわかる口腔インプラント学，第 3 版，2017[1] を参考に作成）

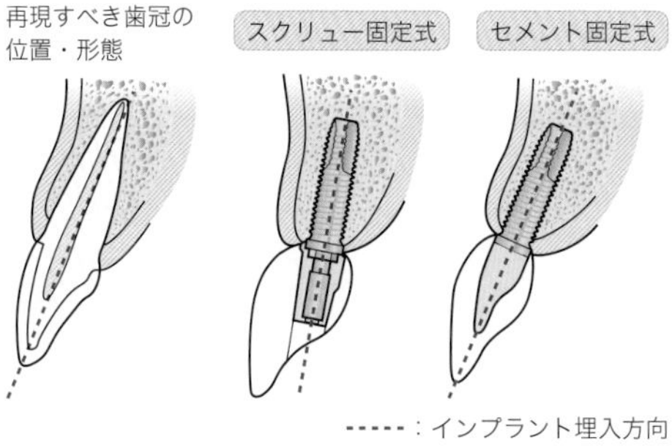

上部構造の固定様式とインプラント埋入方向の関係

スクリュー固定式では，アクセスホールを前歯では口蓋側，臼歯では歯冠中央に設置するためインプラント埋入方向の規制を受けやすい．

セメント固定式では，アバットメントにより角度補正がしやすいため，スクリュー固定式に比較してインプラント埋入角度の自由度が高い．

68　スクリュー固定式とセメント固定式の比較

	スクリュー固定式	セメント固定式
着脱の自由度	高い 術者によるメインテナンスが容易 上部構造のトラブル対応，修理・改造が容易	低い 術者によるメインテナンスが困難 仮着セメントを使用(＝保持力の管理が困難) アバットメントの緩みへの対応が困難 上部構造の修理や改造が困難
技工操作	複雑 使用パーツが多い	容易 天然歯のクラウンブリッジ治療の印象・製作に準ずる 歯肉圧排は不要
歯冠形態・咬合付与	困難 アクセスホールにより咬合面形態や咬合接触点付与に制限を受ける	容易 咬合面形態や咬合接触点付与の自由度が高い
上部構造の適合性	パッシブフィットが求められる．インプラント体の本数が増えるほど不適合が起きやすい．	セメントの被膜厚さにより適合性は補正され，インプラント体への影響は少ない．
審美性への影響	受けやすい 埋入位置，角度の影響を受けやすい アクセスホールにより審美性が阻害されることがある	受けにくい カスタムアバットメントにより角度補正が可能 天然歯の歯冠補綴に準ずる
固定様式特有の合併症	スクリューの緩み，破折	クラウンの脱離(セメント溶解) セメント残留による周囲軟組織の炎症
必要なクリアランス	少ない 顎間距離や歯冠長が低くてもスクリュー固定により維持力を確保	多い 支台歯軸壁が低いとセメントの維持力が低下
埋入方向や平行性の影響	受けやすい 複数インプラントでは上部構造の挿入方向が制限を受ける 埋入方向はアクセスホールの位置にも影響を与える 限界はあるが角度付きアバットメントで対応可能	受けにくい アバットメントで角度補正が可能

CHECK! アクセスホール

・臼歯部では咬合面に，前歯部では審美的配慮から舌側に設定するのが理想的である．
・咬合面に占める割合が大きく（30～40%），部位によっては適切な咬合接触点やガイドの付与が困難となる．
・インプラント埋入位置や方向により，唇側あるいは頬舌側にアクセスホールが位置する場合，①セメント固定式を採用，②角度付きアバットメントの使用などで対応する．

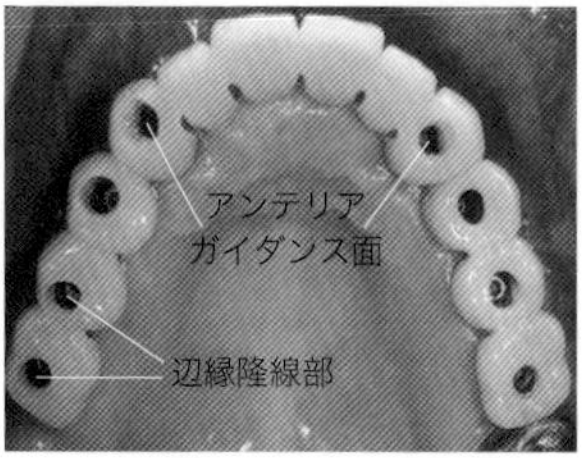

アクセスホールがアンテリアガイダンス面や辺縁隆線に位置する場合もある．

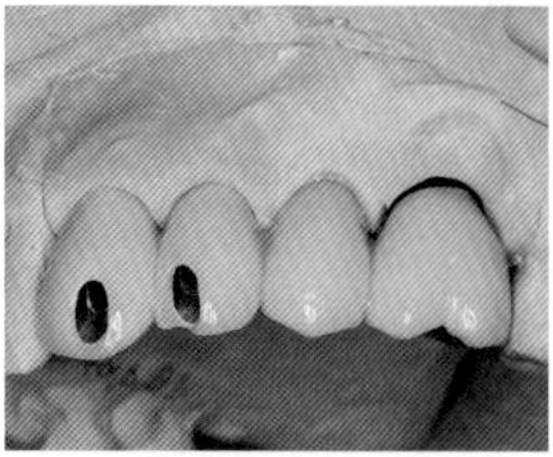

アクセスホールが唇側に位置して審美障害となっている．

Ⅱ．上部構造の種類とアバットメント

A スクリュー固定式上部構造に使用するアバットメント よくでる

1）歯冠のみを修復するスクリュー固定式上部構造（クラウンブリッジ型）：単冠，連続冠，ブリッジ

・単独歯欠損から無歯顎に至るまですべての欠損形態において応用可能
・見た目は通常のクラウンブリッジと類似している．
・上部構造の種類や材質により使用アバットメント，技工術式が異なる．

（1）ダイレクト構造

a）UCLA アバットメント（金合金製）

・上部構造は陶材焼付冠，前装冠
・UCLA アバットメントに上部構造フレームワークをワックスアップ，鋳造する．前装冠ではその上に前装を施す．

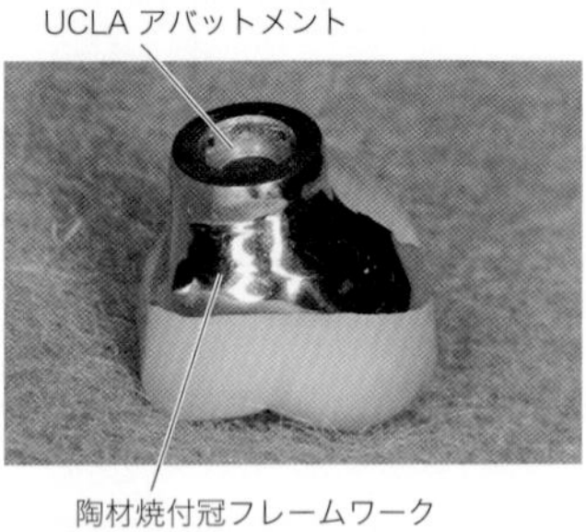

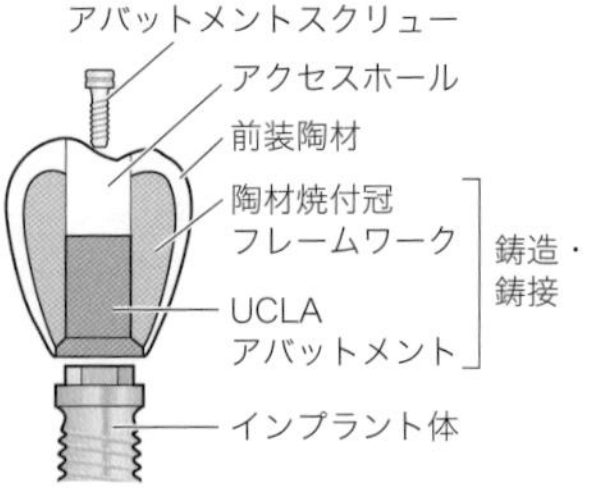

b）チタンベースアバットメント（TBA）（チタン製）

・上部構造はジルコニアクラウン，オールセラミッククラウン

・スクリュー固定時にジルコニアがインプラント体に直接接触しない（インプラント/上部構造の接合部はチタン同士の接触）.

・CAD/CAM でジルコニア製のフレームワークやクラウンを製作する際，あらかじめチタンベースアバットメントを接着するスペースを設定し，チタンベースアバットメントを強固に接着して一体化させる.

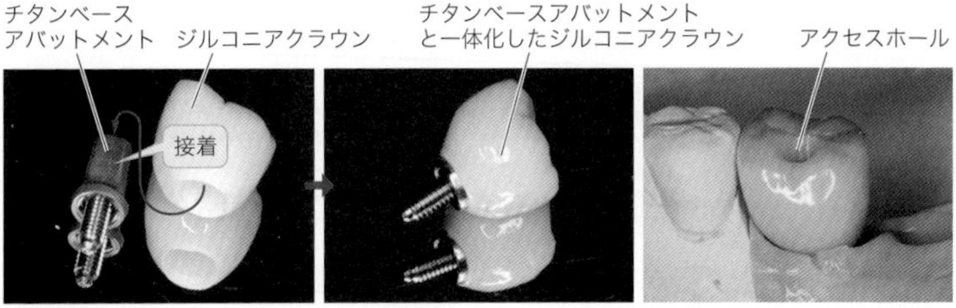

スクリュー固定式ジルコニア上部構造

(2) インダイレクト構造

コニカル型アバットメント，角度付きアバットメント（チタン製）

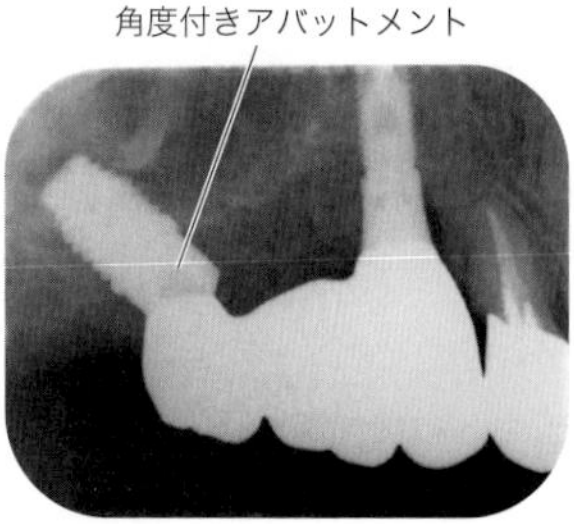

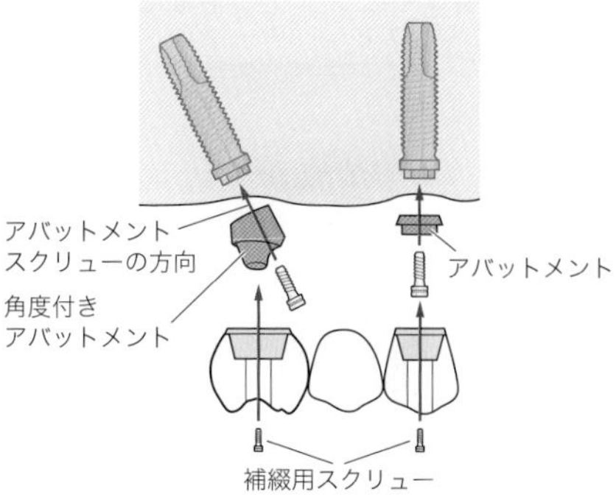

①鋳造による上部構造：陶材焼付冠，前装冠

アバットメントに適合する既製の金合金製コーピングを用いてワックスアップ，鋳造する．前装冠ではその上に前装を施す．

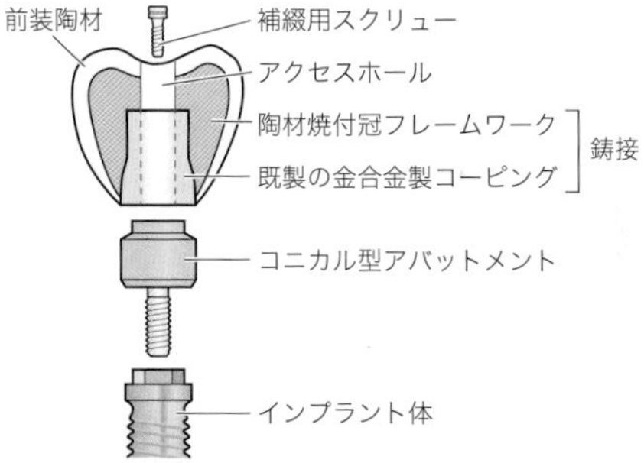

鋳造による上部構造(インダイレクト構造)

② CAD/CAM による上部構造：ジルコニアクラウン

ジルコニア製フレームワークや歯冠部のアバットメント接合部に既製のチタン製コーピングを接着する.

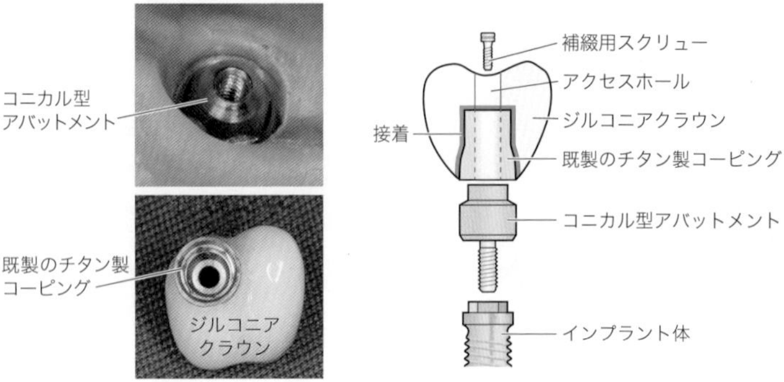

CAD/CAM による上部構造（インダイレクト構造）

2）歯冠と歯肉を修復するスクリュー固定式上部構造（ボーンアンカードブリッジ）

・主に無歯顎あるいは多数歯欠損に適用

・強固なフレームワーク上に歯冠部と歯肉部を兼ね備えている.

・歯冠部は義歯用人工歯あるいは歯冠用前装材料（陶材あるいは前装用レジン），歯肉部は床用レジンや歯肉色の前装材料（陶材あるいは前装用レジン）を使用

・フレームワークが大型でインプラントあるいはアバットメントに対する適合精度が求められる.

（1）ダイレクト構造

アバットメント一体型 CAD/CAM フレームワーク

アバットメント一体型 CAD/CAM フレームワークを CAD/CAM で製作し，その上に人工歯や歯肉部分を製作する.

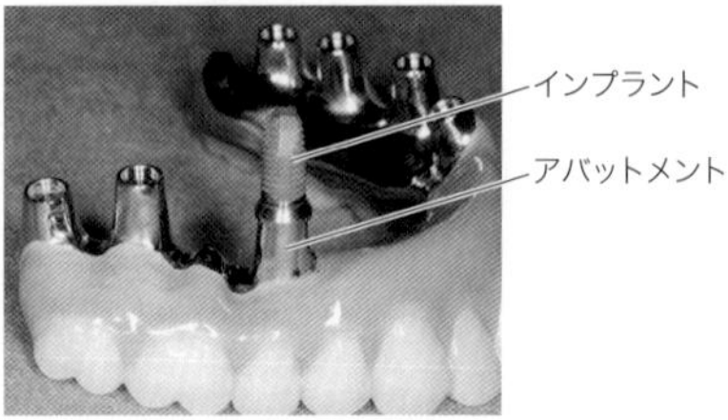

ダイレクト構造の歯冠と歯肉を修復するスクリュー固定式上部構造

①チタン製フレームワーク

インプラント体との接合部形態（アバットメント）も一塊としてミリングする．

②ジルコニア製フレームワーク

完成後にチタンベースアバットメントを接着する．

(2) インダイレクト構造

使用アバットメント：コニカル型アバットメント，角度付きアバットメント

①チタン製フレームワーク

アバットメントに適合するコーピング形態も一塊としてミリングする．

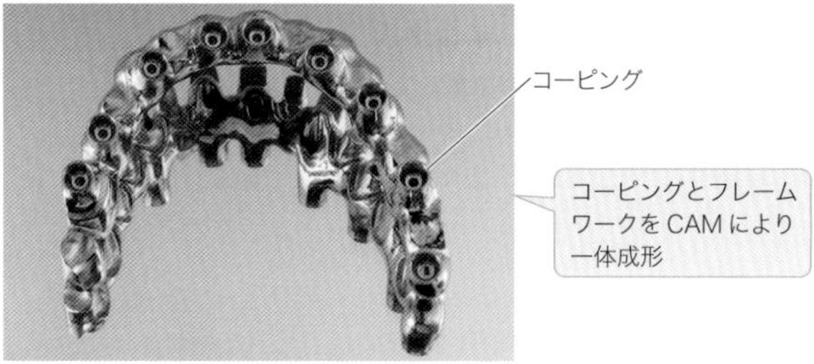

インダイレクト構造の歯冠と歯肉を修復するスクリュー固定式上部構造（チタン製）

②ジルコニア製フレームワーク

アバットメント接合部に既製のチタン製コーピングを接着する．

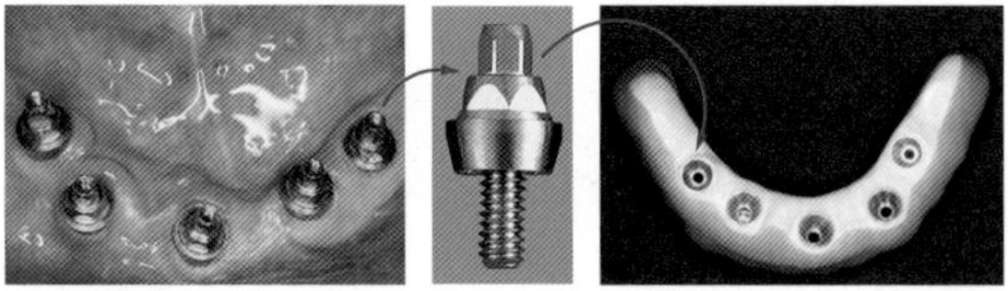

コニカル型アバットメント

コニカル型アバットメントと適合する既製のチタン製コーピングを接着

インダイレクト構造の歯冠と歯肉を修復するスクリュー固定式上部構造（ジルコニア製）

CHECK! 連結構造と上部構造の種類によるアバットメントの違い

連結構造	上部構造の種類 （フレームワークの材質）	アバットメントの種類
ダイレクト	歯冠のみを修復するスクリュー固定式上部構造（金合金）	UCLA アバットメント
	歯冠のみを修復するスクリュー固定式上部構造（ジルコニア）	チタンベースアバットメント（TBA）
	歯冠と歯肉を修復するスクリュー固定式上部構造 （チタン，ジルコニア）	アバットメント一体型 CAD/CAM フレームワーク
インダイレクト	歯冠のみを修復するスクリュー固定式上部構造（金合金）	コニカル型アバットメント 角度付きアバットメント
	歯冠のみを修復するスクリュー固定式上部構造（ジルコニア）	コニカル型アバットメント 角度付きアバットメント
	歯冠と歯肉を修復するスクリュー固定式上部構造 （チタン，ジルコニア）	コニカル型アバットメント 角度付きアバットメント

B セメント固定式上部構造に使用するアバットメント よくでる

	既製アバットメント		カスタムアバットメント	
	支台歯形成用アバットメント	ストレート型アバットメント	CAD/CAM アバットメント	鋳造によるカスタムアバットメント
1 回法 / 2 回法	2 回法インプラント	1 回法インプラント	2 回法インプラント	2 回法インプラント
材質	チタン	チタン	チタン ジルコニア	金合金
生体親和性	優	優	優	劣る
製作方法	既製のツーピースアバットメント(模型上で支台歯形成)	既製のワンピースアバットメントをインプラントに装着(高さは削合可能)	CAD/CAM	鋳造
形態付与の自由度	限界あり	限界あり	優 (CAD 上で行う)	優
平行性の確立	やや困難(ミリングマシンが必要)	困難(埋入方向に左右される)	容易	容易
技工上の特徴	エマージェンスプロファイルの形態付与に制限あり	フィニッシュラインはインプラント体トップ部	ジルコニアアバットメントのインプラント体接合部はチタンベースアバットメントを使用 データ保存により反復製作が容易 上部構造(クラウン)と同時に設計	UCLA アバットメントに支台形態をワックスアップしてから鋳造

1) 既製アバットメント

(1) 支台歯形成用アバットメント

既製のチタン製アバットメントをインプラント作業用模型上に装着後,支台歯形態に削合する.

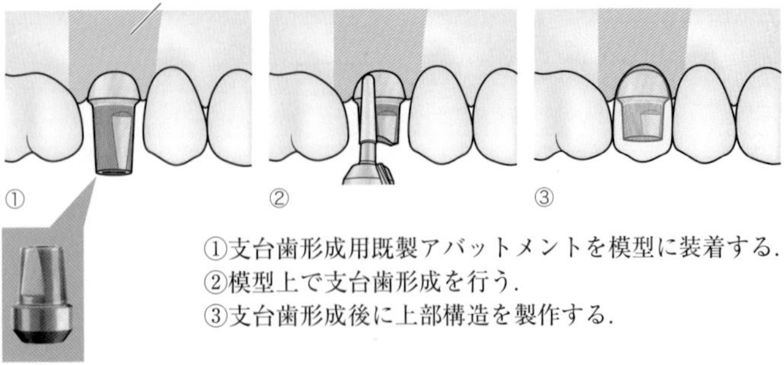

①支台歯形成用既製アバットメントを模型に装着する.
②模型上で支台歯形成を行う.
③支台歯形成後に上部構造を製作する.

(2) ストレート型アバットメント

1回法インプラントに使用する. 上部構造のフィニッシュラインはインプラント体トップ部

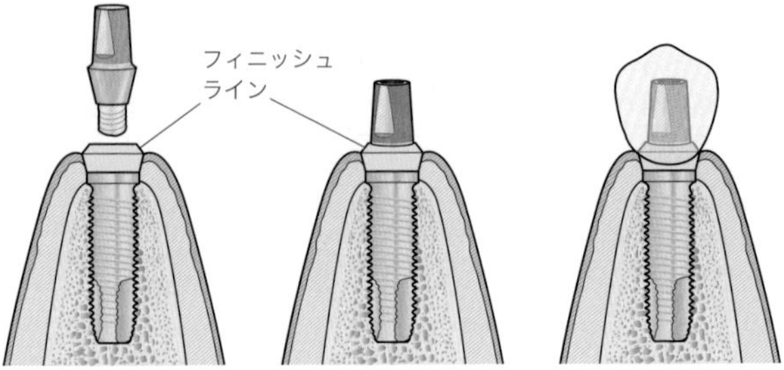

ストレート型アバットメント
1回法インプラントのプラットフォームにスクリューで固定する.

2) カスタムアバットメント

(1) CAD/CAM アバットメント

CADで上部構造外形をワックスアップした後, 適切な支台歯形態をワックスアップする.

・支台歯形態情報からCAMで製作する.

・口腔内スキャナー, モデルスキャナーのいずれも対応可能

a）チタン製 CAD/CAM アバットメント

製作手順

①CAD ソフトを用いてインプラント模型データを読み込む.

②上部構造外形をワックスアップする.

③上部構造外形から適切な支台形態をデザインする.

④支台歯形態のデータを CAM に転送する.

⑤CAM によりチタン製アバットメントを削り出す.

⑥ガム模型でフィニッシュラインなどを確認する.

⑦模型上で上部構造製作後に口腔内に装着する.

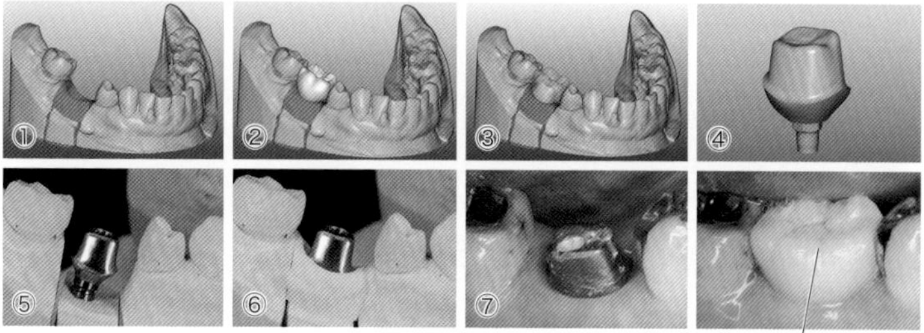

注）口腔内写真は別症例

陶材焼付冠

b）ジルコニア製 CAD/CAM アバットメント

・製作過程はチタン製 CAD/CAM アバットメントと同様

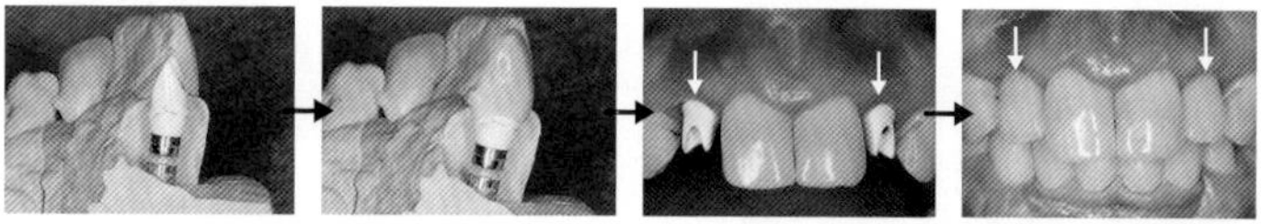

チタンベースアバットメント付きのジルコニアアバットメント　ジルコニアクラウン　口腔内に装着したジルコニアアバットメント　口腔内に装着したジルコニアクラウン

・チタン製 CAD/CAM アバットメントとの違いは，インプラント体との接合部にチタンベースアバットメントを使用する点

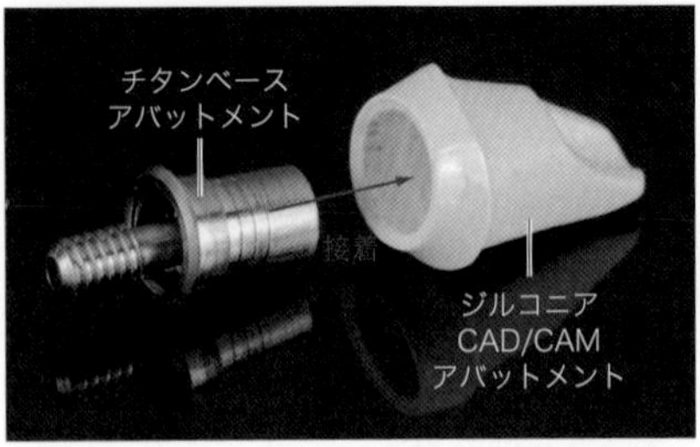

セメント固定式ジルコニア CAD/CAM アバットメントでは，支台歯形態のジルコニアアバットメント内面にチタンベースアバットメントを接着する.

チタンベースアバットメント（Ti base abutment：TBA）：ジルコニア製のセメント固定用アバットメントやスクリュー固定式上部構造製作に使用．使用するインプラントシステムのアバットメント結合形態（回転防止機構）を選択．ジルコニア製アバットメント・上部構造の内面とレジンセメントで強固に接着．TBA が介在するためインプラント体とジルコニア製アバットメント・上部構造は直接接しない.

CHECK!　CAD/CAM アバットメントの利点

- 歯肉縁下の形態（エマージェンスプロファイル）の付与が可能
- 上部構造の形態や大きさに調和したアバットメント形態が自由に付与できる.
- 角度，平行性の補正（複数埋入症例）が可能

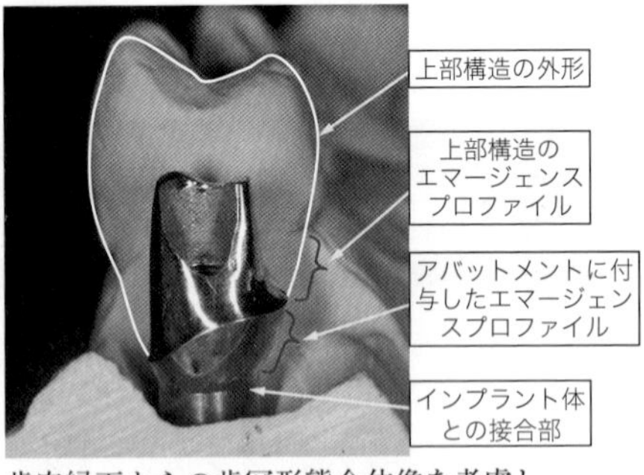

歯肉縁下からの歯冠形態全体像を考慮し，CAD/CAM アバットメント形態を自由に設計する.

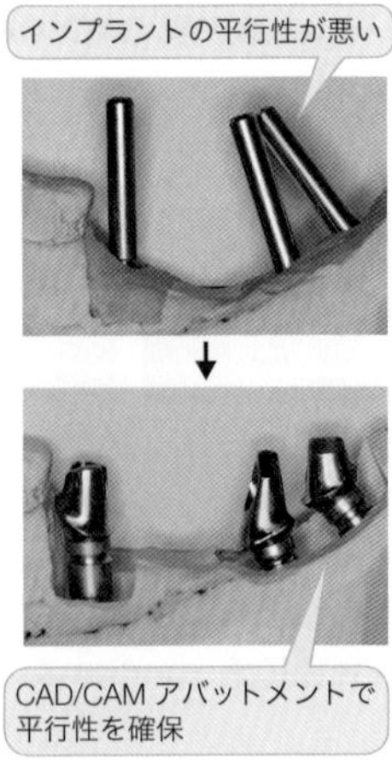

(2) 鋳造によるカスタムアバットメント

UCLA アバットメントに支台歯形態をワックスアップし金合金で鋳造する．CAD/CAM アバットメントの普及により，現在は使用頻度が低い．

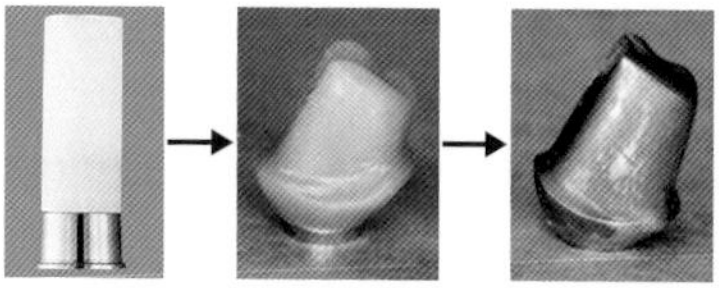

UCLA アバットメント　ワックスアップ　鋳造

鋳造によるカスタムアバットメントの製作
UCLA アバットメントに支台歯形態をワックスアップした後に鋳造する．

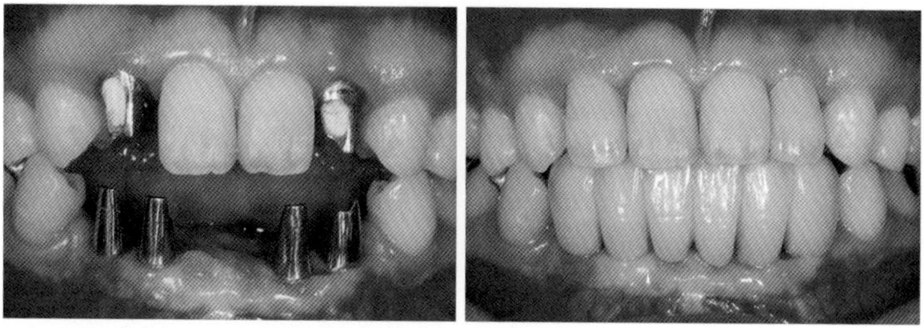

UCLA アバットメントを使用した鋳造によるカスタムアバットメント
上部構造は天然歯のクラウンブリッジに準じた材料選択が可能．

3) セメント固定に使用するセメント

(1) 仮着

・着脱の自由度：メインテナンス時やアバットメント（内冠）の緩みなどに対応するために，必要に応じて上部構造（外冠）を術者が撤去できるようにする（リトリバビリティー）．

・仮着ではセメント保持力のコントロールが困難で，機能下で上部構造が突然脱離する，または必要時に除去できないなどのトラブルが生じる．

a) カルボキシレート系　使用頻度が高い！

内・外冠の適合性がよいと，強い保持力を発揮．多数歯の仮着では外冠撤去が困難な場合もある．

b) グラスアイオノマーセメント系

強い保持力を呈する．多数歯の仮着では外冠撤去が困難な場合もある．

(2) 合着（接着）

・上部構造を一度セメント固定した後は原則として除去しない．

・オールセラミッククラウン（ジルコニア，二ケイ酸リチウム）では，破折を避けるためアバットメントと接着する．

・アバットメントの緩み，インプラント周囲炎などで上部構造を撤去する必要が生じた場合は，上部構造を破壊して撤去することが多い（術前に十分な説明が必要）．

a) グラスアイオノマーセメント，レジン添加型グラスアイオノマーセメント

金属製アバットメント（主にチタン製）と金属冠・前装冠の合着に用いる．

b) 接着性レジンセメント

チタン・ジルコニアアバットメントとオールセラミッククラウンの接着に用いる．

Ⅲ．上部構造の適合性，咬合，装着

上部構造の適合性が悪いと，装着した上部構造や顎骨・インプラント体に対してさまざまな悪影響を与える．

A 上部構造の適合性向上のための技工操作

1) 鋳造で製作した上部構造（金属製フレームワーク）

(1) ろう付け

・セメント固定式・スクリュー固定式いずれにも応用可能

・インプラント体と上部構造の適合性向上を目的とする．

・上部構造フレームワークの位置固定は口腔内あるいは模型上で行う（口腔内のほうが確実）．

・ろう付け方法は通常のクラウンブリッジ補綴に準ずる．

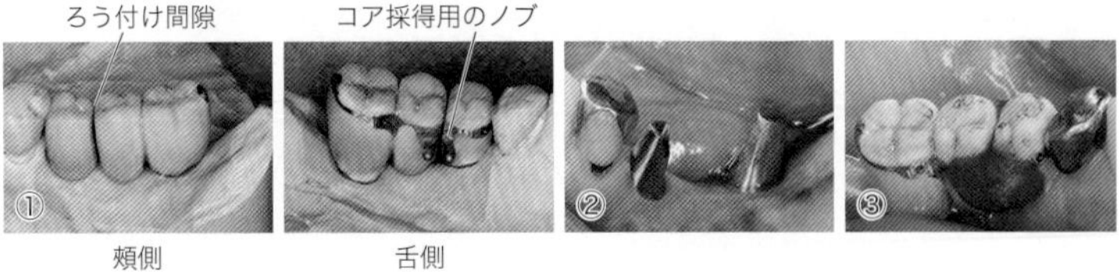

セメント固定式上部構造のろう付け準備
①上部構造フレームワークの製作．鋳造体に即時重合レジンで歯冠外形を再現し，咬合関係も同時に確認する．
②口腔内にアバットメントを装着する．
③パターンレジンで頬・舌側にろう付け用位置関係を固定(コア採得)する．

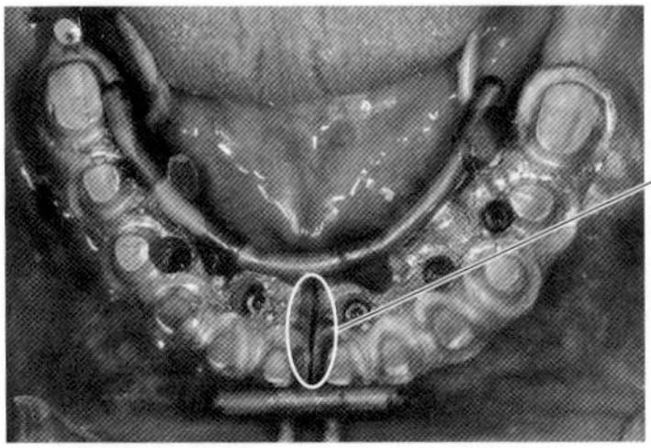

歯冠と歯肉を修復するスクリュー固定式上部構造のフレームワークのろう付け準備

(2) レーザー溶接

・チタン製フレームワークの場合に有効 ＜ チタンはろう付けができない

・大型の専用機器が必要

2) CAD/CAM で製作したジルコニアおよびチタン製上部構造

・一度ミリングしたジルコニア製フレームワークはろう付けやレーザー溶接による適合性の修正・改善はできない（単独修復は除く）．

・チタンはレーザー溶接が可能であるが難易度が高く，現在はあまり使用されない．

・印象精度，模型製作精度に関連するエラーを排除し，CAD/CAM ソフトに正確なインプラント体位置情報のデータ入力が必要

・CAD による設計開始前に，口腔内でインプラント位置確認用インデックスを応用して作業用模型の精度確認を行う．

・試適時に不適合を生じた場合は，印象操作からやり直す．

B 上部構造の試適・装着時に行う適合性確認 よくでる

1）確認時の基本原則・順序

①隣接歯とのコンタクト強さの確認と調整を最初に行う．

➡インプラントの被圧変位性は天然歯より小さく，30～50 μm のコンタクトゲージの挿入では隣接面間に食片圧入が生じる．清掃性の観点からデンタルフロスが抵抗をもって挿入できる程度のコンタクト強さが適切

②適合性の確認

③咬合接触状態の確認

2）セメント固定式

①シリコーンゴム製適合試験材を用いてアバットメントとの適合性を確認

②必要に応じて口腔内エックス線検査を行う（視診・触診では確認しにくい）．

3）スクリュー固定式

①マージン部の適合確認（コンタクト強さも同時に確認・調整を行う）

②スクリュー締結時の手指感覚（抵抗を感じてから最終的な締め付けまで 45° 以上回転する場合は不適合を疑う）

③不適合のまま固定すると，スクリューの緩みや破折につながる可能性がある．

④口腔内エックス線検査により上部構造とインプラント体の適合状態を必ず確認する．

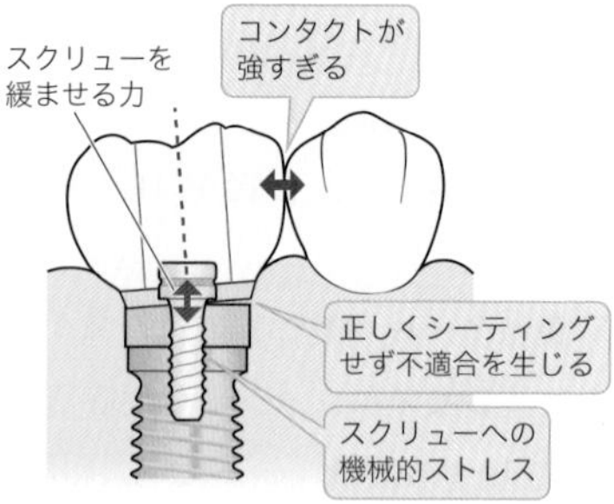

C インプラントの咬合

1）臼歯部欠損症例

(1) 既存の天然歯列の咬合が安定（中間欠損，少数歯欠損）

天然歯の咬合に準じ，インプラント部は離開（ディスクルージョン）させる.

(2) 既存の天然歯列の咬合が不安定（多数歯欠損，遊離端欠損）

・咬頭嵌合位が明確でない場合は，中心位で咬合採得を行う.

・インプラント部は離開（ディスクルージョン）させる.

・アンテリアガイダンスが不足（機能しない）の場合は，インプラントを含んだグループファンクションを付与する.

2）前歯部欠損症例

(1) 前歯部単独欠損

・咬頭嵌合位で咬合接触を与えない.

・単独インプラントに側方ガイドを付与する場合には注意が必要である（スクリューの緩みが高頻度で発生しやすい).

・隣在歯のガイドがインプラントよりも優勢になるように調整する.

(2) 前歯部多数歯欠損

・インプラント部にガイドを付与する場合，連結した上部構造が望ましい.

・過度なガイド（角度・滑走力）が生じないように調整する.

3）無歯顎症例

(1) インプラント支持型上部構造（ボーンアンカードブリッジ）

・中心位で製作する.

・犬歯誘導・グループファンクションの咬合様式とする.

・インプラント同士の連結により力学的リスクを軽減する.

(2) 可撤性上部構造（インプラントオーバーデンチャー）

・バランストオクルージョン（インプラント埋入本数，配置により両側性あるいは片側性の平行咬合を選択）の咬合様式とする.

・人工歯排列はリンガライズドオクルージョンが望ましい.

Ⅳ．暫間上部構造の製作

A 暫間上部構造の臨床的意義

臨床的意義・目的	特徴，注意事項
咀嚼・発語などの口腔機能の回復 対合歯の挺出や隣在歯の傾斜の防止 審美性の回復	天然歯のクラウンブリッジにおける暫間補綴装置と同様
口唇・頰粘膜・舌との調和	欠損期間が長いと口腔内の状態が変化している 咬傷を生じやすい
最終歯冠形態の決定 インプラント周囲組織の誘導と安定化	インプラントプラットフォームから適切な粘膜下の豊隆形態（エマージェンスプロファイル）を調整 審美領域では周囲軟組織形態と歯冠形態の調和が重要 自浄性・清掃性から歯冠形態を修正・決定 インプラント周囲組織形態を誘導
インプラント体への負荷のコントロール	段階的に負荷を開始する（段階的負荷：プログレッシブローディング）ことで，オッセオインテグレーションを促進 即時負荷：手術前に暫間上部構造を製作しておき，手術後すぐに装着する

B 暫間上部構造の種類と特徴

1）ヒーリングアバットメントの応用

- ヒーリングアバットメント上に，即時重合レジンで直接暫間上部構造を製作する．
- テンポラリーアバットメントを用いた場合に比べて審美性は劣る．
- 二次手術直後から段階的に負荷を加えるのに適する．
- マージンは歯肉縁上で清掃性に優れる．

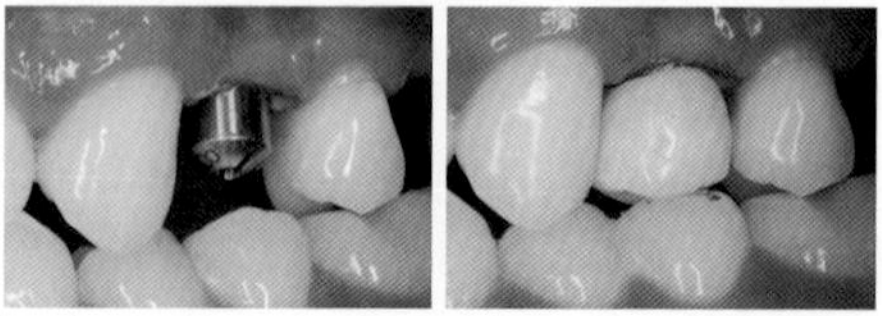

ヒーリングアバットメント上に即時重合レジンで製作した暫間上部構造

2）テンポラリーアバットメントを使用

・インプラント作業用模型が必要

・専用のテンポラリーアバットメント上に即時重合レジンで歯冠形態を再現している.

・最終上部構造と周囲軟組織の形態を決定するための治療装置としての意味合いが強い.

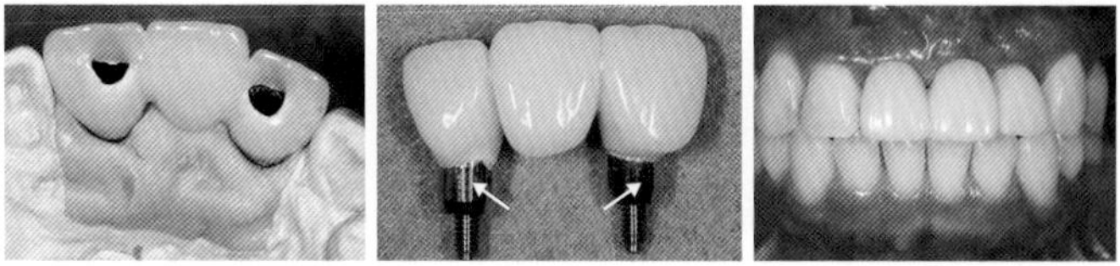

テンポラリーアバットメント（→）を使用したスクリュー固定式の暫間上部構造

3）セメント固定用アバットメントを使用

・作業用模型と最終的なセメント固定用アバットメントが必要

・製作は通常のクラウンブリッジに準ずる.

・歯冠形態およびアバットメントの形態も状況に合わせて調整可能

・暫間上部構造の形態を最終上部構造に反映させるために，追加の印象および技工操作が必要（やや煩雑）

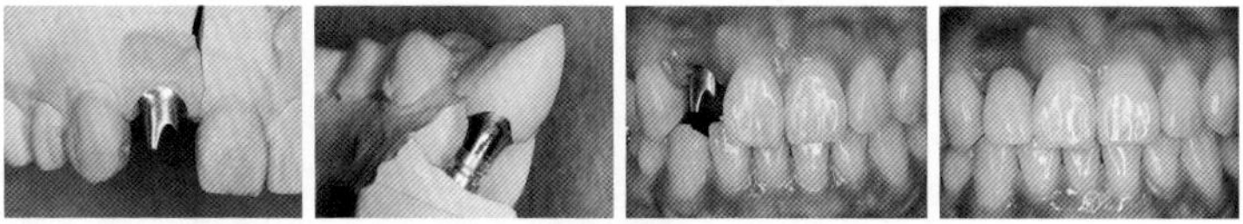

セメント固定用アバットメントを使用した暫間上部構造
チタン製カスタムアバットメント上に即時重合レジンで暫間上部構造を製作した.

C インプラントの印象採得，模型製作，咬合採得　よくでる

1）目的

口腔内におけるインプラント体あるいはアバットメントの三次元的な位置と周囲軟組織の形態を作業用模型上に再現する.

2）特徴

・専用の印象用コーピングを使用する.

・模型製作にはインプラントアナログを使用する.

・周囲軟組織形態はシリコーンゴムで再現する.

3）印象採得方法

(1) クローズドトレー法

・印象用コーピングは口腔内に残る（クラウンブリッジと同様に印象用コーピングの陰型を採得する）.

・クラウンブリッジのシリコーンゴム印象に使用する既製トレー（有孔トレー，IN トレー，樹脂製有孔トレー）も使用可.

(2) オープントレー法

印象用コーピングが印象材内に取り込まれる（ピックアップ印象，取り込み印象）.

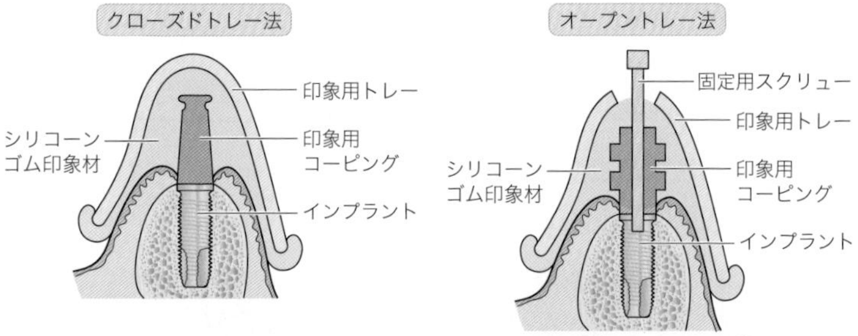

（衛生士が知っておきたい口腔インプラント，2012[8] より改変）

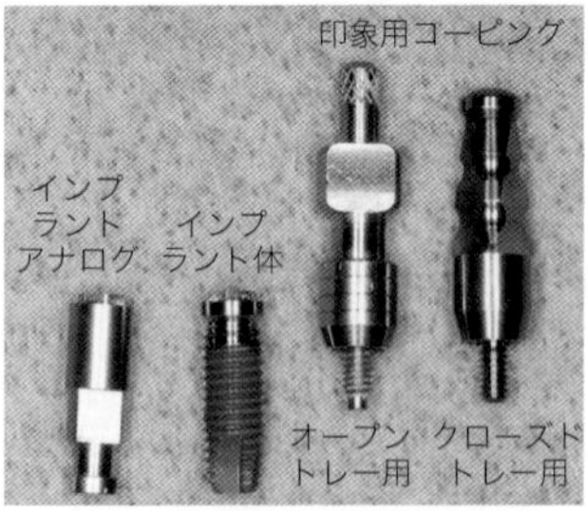

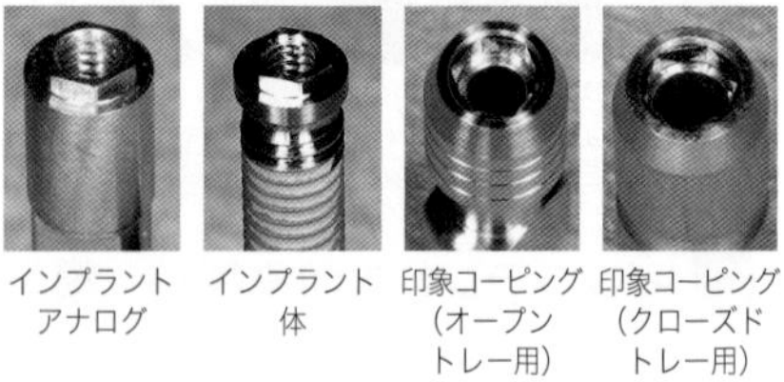

インプラントアナログはインプラントプラットフォーム形態(嵌合形態・回転防止機構)を再現したステンレススチール製で作業用模型製作に使用する.

印象用コーピングはインプラントプラットフォーム形態と正確に嵌合するように凹凸形態が逆に製作されている.

印象方法の比較

比較項目	クローズドトレー法	オープントレー法
印象術式	単純	複雑
印象精度	劣る 印象用コーピング同士を連結固定しない アナログと連結した印象用コーピングを印象陰型に挿入する(印象用コーピング位置再現用凹凸を利用)	優れる
インプラント体の傾斜	許容しにくい アンダーカット部の印象材への応力	許容しやすい
インプラント体の近接	可能 オープントレー法に比較して印象用コーピングの直径が細い	困難 印象用コーピングの直径が太く，コーピング同士が接触する場合がある
臼歯部や開口障害への対応	可能 オープントレー法より印象用コーピングの高径が低い	困難 印象用コーピングの高径が高い
隣在天然歯との同時印象	操作しやすい	操作が煩雑

4）印象採得レベルとその適応

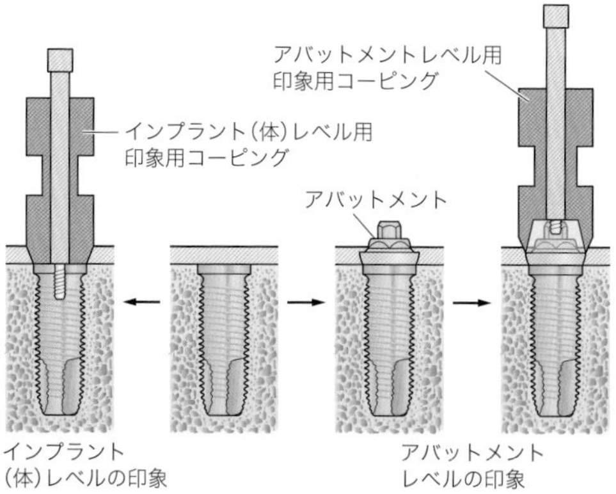

(1）インプラント（体）レベル印象

・インプラント体の埋入位置・周囲軟組織の把握

・既製アバットメント・角度付きアバットメントを作業用模型上で選択
（セメント固定式・スクリュー固定式に対応）

・カスタムアバットメントを製作（セメント固定式に対応）
・ダイレクト構造の上部構造を製作（スクリュー固定式に対応）

(2) アバットメントレベル印象

・既製アバットメントを用いて口腔内に固定する上部構造製作（スクリュー固定式に対応）
・インプラント埋入方向に対して，上部構造の角度補正が必要
・インプラントの埋入が深すぎてインプラント（体）レベル印象が困難な場合に適用

5）印象採得の手順

(1) クローズドトレー法

インプラント（体）レベルの単独歯欠損修復例

①ヒーリングアバットメントを外す．
②クローズドトレー用印象用コーピングを装着する．
③トレー試適（個人トレーあるいは既製の金属トレー）後に印象操作
④トレーの撤去，印象面の確認（印象用コーピング陰型・印象用コーピング位置再現用凹凸の状態：赤矢印）
⑤印象用コーピングにインプラントアナログを連結する．
⑥アナログと連結した印象用コーピングを印象内の陰型に挿入する（位置再現用凹凸を合わせる：赤矢印）．
⑦印象に連結されたインプラントアナログ➡インプラント作業用模型製作へ続く．

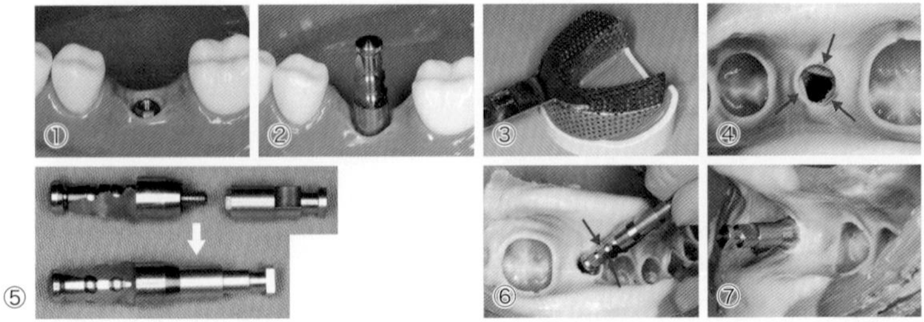

(2) オープントレー法

a) インプラント（体）レベルの複数歯欠損・修復例

①ヒーリングアバットメントを外す．

②オープントレー用ツーピース印象用コーピングを装着する．

③複数歯の場合はデンタルフロス（ワイヤーも可）を用いて固定の足場を設ける．

④低収縮即時重合レジンで印象用コーピング同士を強固に連結する．

⑤個人トレーの試適

⑥必要に応じてパラフィンワックスで固定用スクリュー部周囲をカバーする．

⑦印象材硬化後に固定用スクリューを撤去する．

⑧トレーの撤去，印象面の確認（印象内に取り込まれた印象用コーピングの状態）

⑨印象用コーピングにインプラントアナログを連結する．印象用コーピングの回転・変位防止のためアナログは鉗子で把持して，トルクの伝播を予防する．

⑩印象に連結されたインプラントアナログ➡インプラント作業用模型製作へ続く

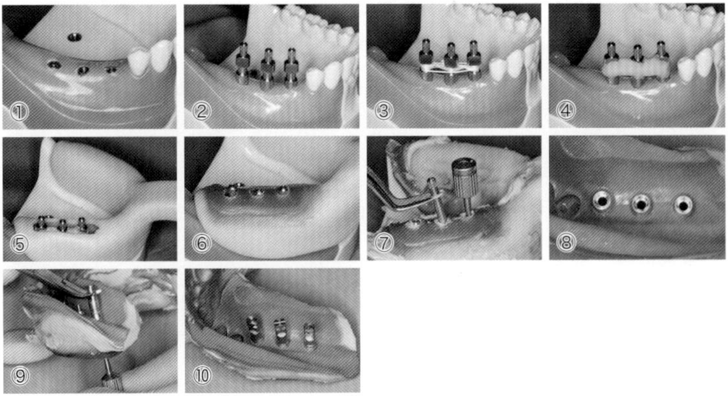

b）アバットメントレベルの単独歯欠損修復例（コニカル型アバットメント）

①ヒーリングアバットメントを外す.

②コニカル型アバットメントを装着する.

③コニカル型アバットメント用ツーピース印象用コーピングを装着する.

④トレー試適（個人トレーあるいはディスポーザブルトレー）

⑤印象材硬化後に固定用スクリューを撤去する.

⑥トレーの撤去，印象面の確認（印象内に取り込まれた印象用コーピングの状態）

⑦アバットメントアナログ（コニカル型アバットメントアナログ）

⑧印象に連結されたインプラントアナログ➡インプラント作業用模型製作へ続く.

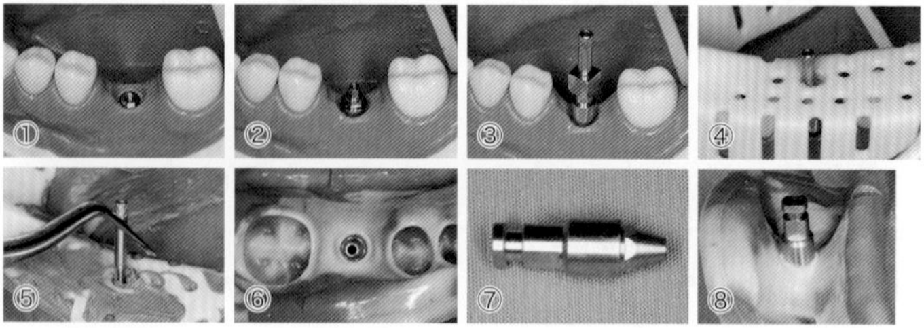

6）ガム用シリコーンゴムによる周囲軟組織の形態の再現と模型製作

（1）目的

・上部構造のカントゥアやエマージェンスプロファイルの調整

・アバットメントフィニッシュラインと歯肉縁との位置関係設定・確認（セメント固定式の場合）

（2）インプラント作業用模型（ガム用シリコーンゴム付き）の製作手順

①印象用コーピングとインプラントアナログの連結

②ガム用シリコーンゴム注入による周囲軟組織の形態再現

③ガム用シリコーンゴムの形態修正（模型完成後にガム部分の脱着を容易にする．行わない場合もある）

④超硬質石膏の注入

⑤完成したインプラント作業用模型

⑥模型のトリミング後に咬合器に装着

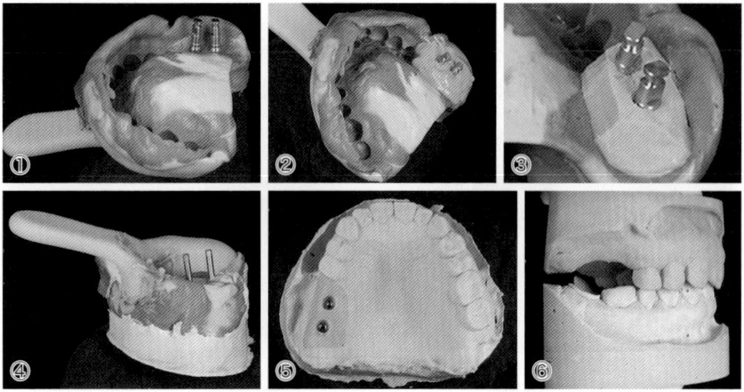

7) インプラントの咬合採得

(1) 少数歯中間欠損

・クラウンブリッジに準じ残存歯の咬合を正確に再現する．パラフィンワックスや咬合採得用シリコーンゴム印象材を使用する．

・単独歯欠損症例では咬合採得材を使用せず，上下顎模型の咬頭嵌合位で咬合器に装着する場合もある．

(2) 遊離端欠損

a) ヒーリングアバットメントを利用する場合

①対合歯と適切な間隙のあるヒーリングアバットメントを装着する．

②咬合採得用シリコーンゴム印象材を注入する．

③粘膜接触部・咬合面アンダーカット部を鋭利なナイフでトリミングする．

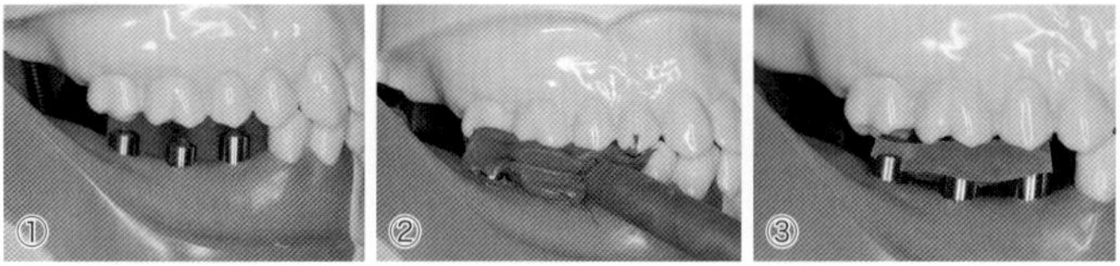

b）義歯用の咬合堤（床）を利用する場合

c）専用の咬合採得用ブロック（インプラントに固定）を利用する場合

(3）無歯顎・多数歯欠損

・作業用模型上でインプラント体（アバットメント）に適合するようにテンポラリーアバットメントを使用して，即時重合レジン製のテーブル状咬合堤やスクリュー固定式のワックス咬合堤を使用する．

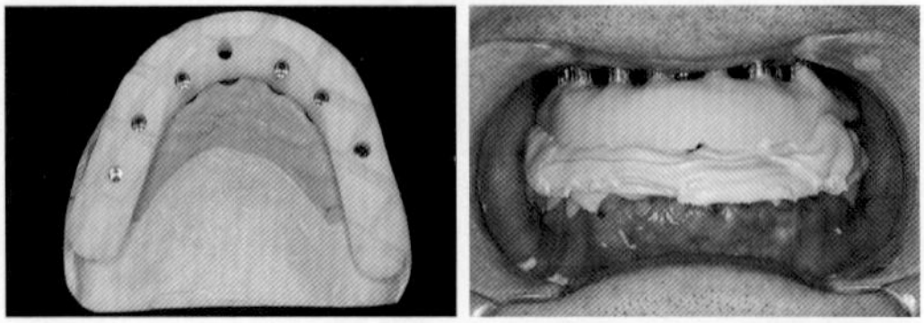

即時重合レジン製のテーブル状咬合堤

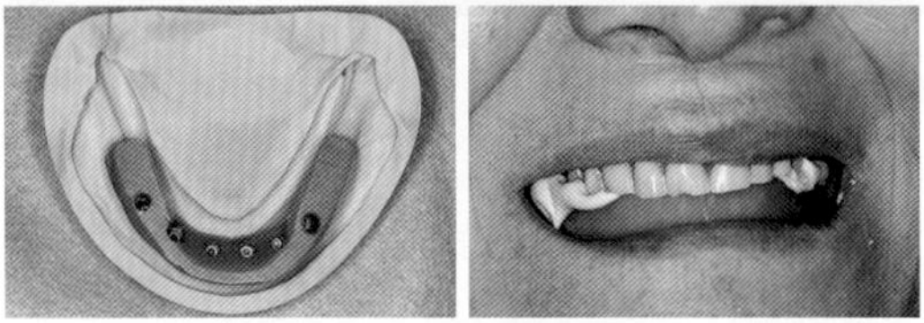

スクリュー固定式のワックス咬合堤

・従来の無歯顎あるいは多数歯欠損症例に準じて咬合採得を行う（インプラントによる固定なし）．

V．インプラントオーバーデンチャー よくでる

インプラントオーバーデンチャー（implant supported over denture：IOD）は，数本のインプラントを支台として，その上に有床義歯を装着する補綴法である．インプラントに接続したアタッチメントで義歯の安定性を期待する．従来の有床義歯に比べて顎堤の吸収を抑制できるという特長がある．

→『パーフェクトマスター全部床義歯補綴学』，『パーフェクトマスターパーシャルデンチャー補綴学』参照

A 支持域によるインプラントオーバーデンチャーの分類

インプラントオーバーデンチャーとインプラント支持ブリッジの比較

項目	インプラントオーバーデンチャー	インプラント支持ブリッジ
術式・技工操作・費用	優れる	劣る
装着感	劣る，違和感あり	優れる
清掃性	容易（アタッチメントは口腔内のため特殊な器具が必要）	やや困難（歯間部，歯肉縁下など）
上部構造の着脱	容易	スクリュー固定式・セメント仮着は容易 セメント合着では着脱困難
リップサポート顔貌回復	確保しやすい	骨吸収の程度によっては劣る
咀嚼能率・能力	劣る	優れる
修理	容易	困難
補綴学的合併症	発生頻度が高い（義歯床の破折，リライン，アタッチメントの維持力低下など）	発生頻度は低い（前装材の破折，チッピング）
上下顎別の比較	症例選択が困難，トラブルが多い（インプラントの配置に制限を受けやすい）	症例選択が困難（骨質，骨吸収状態，上顎洞の影響など）
	臨床成績は下顎のほうが高い	臨床成績は下顎のほうが高い

1）インプラント支持型オーバーデンチャー

・義歯の動きを制限し，アタッチメントが義歯の維持と支持（アタッチメントの種類によっては把持）を担う．

・咬合力はアタッチメントを介してインプラントが支える．

・インプラントの基本的配置は台形（多角形）

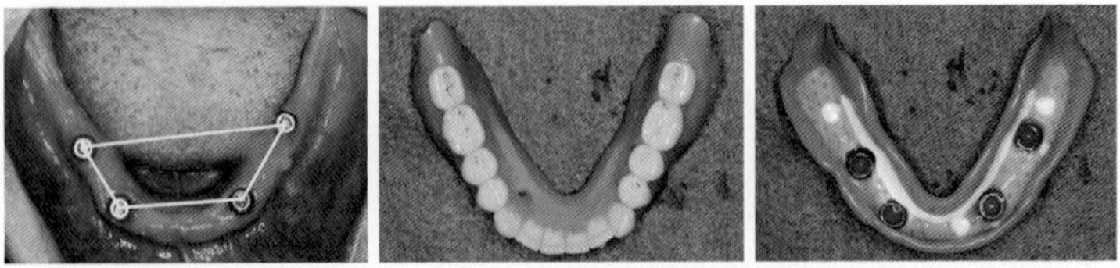

インプラント支持型オーバーデンチャー(ロケーター® アタッチメント)

2）インプラント維持型オーバーデンチャー

・義歯の動きを許容しつつ，脱離に抵抗する．

・前歯部に埋入した少数のインプラントが維持を担い，咬合力は粘膜負担となる．

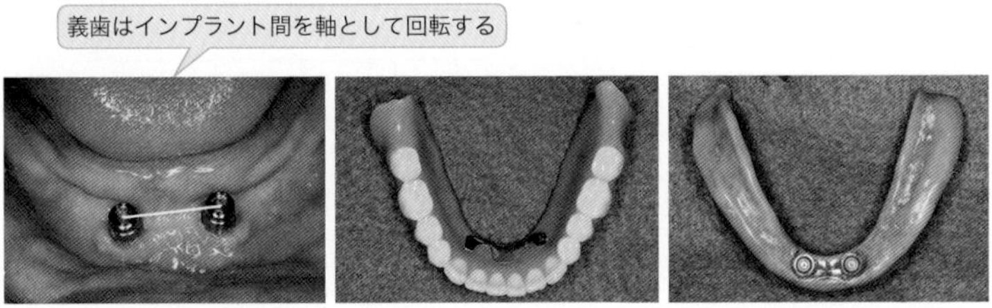

インプラント維持型オーバーデンチャー(ロケーター® アタッチメント)

3）インプラント補助型パーシャルデンチャー（implant assisted removable partial denture：IARPD）

・通常の遊離端義歯の遠心床下にインプラントを埋入し，義歯の沈下抑制や咬合支持の補助に用いる．

・インプラントの役割は主に支持で，維持はインプラントの配置，アタッチメントの種類による．

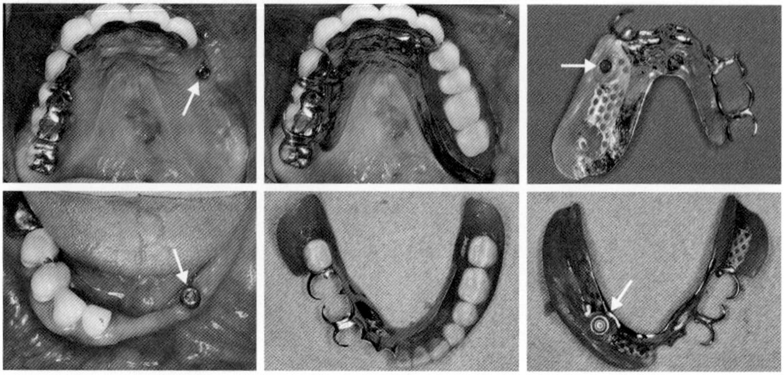

インプラント補助型パーシャルデンチャー(上下顎症例)
少数のインプラントを配置することで遊離端の義歯床沈下を抑制する．
アタッチメント(本例はロケーター® アタッチメント)を応用することで支持のみならず維持力も期待できる〔口腔内に装着したロケーター® アタッチメントと義歯内に組み込んだマトリックス(フィメール)パーツ〕．

B McGill コンセンサス

2002 年の McGill コンセンサスで，“下顎無歯顎の可撤性補綴治療としてオトガイ孔間に埋入した 2 本のインプラントで維持する IOD を第一選択とする” ことが提唱された．

C インプラントオーバーデンチャーの支台装置（アタッチメント）

インプラント埋入部位，本数，角度により使用するアタッチメントの種類が異なる．→『歯科国試パーフェクトマスターパーシャルデンチャー補綴学』

<table>
<tr><th>バーアタッチメント</th><th>磁性アタッチメント</th><th>ボールアタッチメント</th><th>ロケーター®
アタッチメント</th></tr>
<tr><td>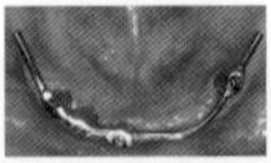</td><td>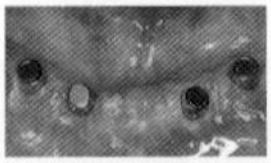</td><td>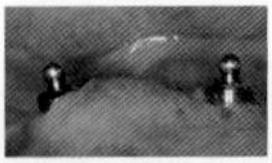</td><td>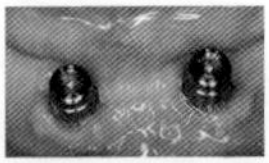</td></tr>
<tr><td colspan="4">維持機構</td></tr>
<tr><td>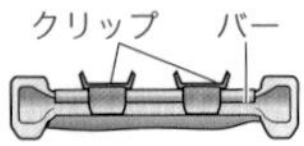
</td><td>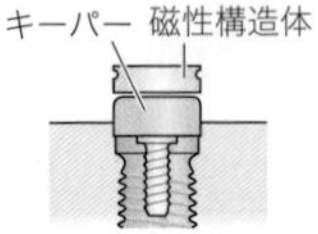
</td><td>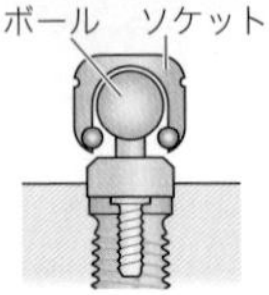
</td><td>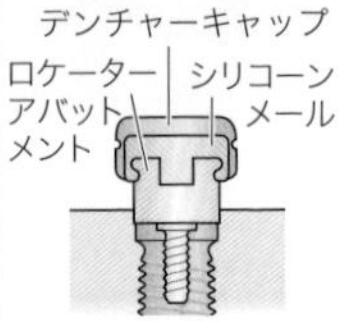
</td></tr>
<tr><td colspan="4">インプラント連結の有無</td></tr>
<tr><td>複数インプラントを連結</td><td>独立（中間構造体に組み込む場合もある）</td><td>独立</td><td>独立（中間構造体に組み込む場合もある）</td></tr>
<tr><td colspan="4">基本構造</td></tr>
<tr><td>バー（口腔内）
クリップ（義歯内）</td><td>キーパー（口腔内）
磁性構造体（義歯内）</td><td>ボール（口腔内）
ソケット（義歯内）</td><td>ロケーターアバットメント（口腔内）
デンチャーキャップ+シリコーンメール（義歯内）</td></tr>
<tr><td colspan="4">インプラント間の角度許容</td></tr>
<tr><td>自由度が高い</td><td>できるだけ平行が望ましい
CAD/CAM アバットメントは角度補正が容易</td><td>できるだけ平行が望ましい
最大 30°</td><td>できるだけ平行が望ましい
最大 40°</td></tr>
<tr><td colspan="4">特徴</td></tr>
<tr><td>維持力が大きい
維持力の持続性が高い
義歯の回転を許容する</td><td>維持力が比較的小さい（本数に依存）
側方圧に弱い</td><td>維持力が大きい
維持力の持続性が高い</td><td>維持力が大きい
維持力の持続性が高い</td></tr>
<tr><td colspan="4">CAD/CAM アバットメント，中間構造体</td></tr>
<tr><td>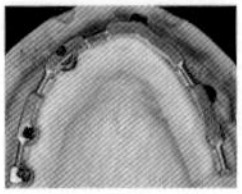
バーアタッチメント</td><td>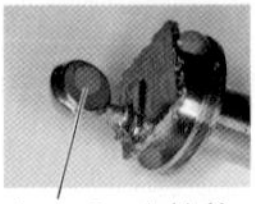
キーパーを接着</td><td></td><td></td></tr>
</table>

D インプラントオーバーデンチャーの基本的製作過程

バーアタッチメント症例の場合

①印象採得および作業用模型製作

②通法の全部床義歯製作に準じて，咬合採得・人工歯排列・ろう義歯製作

③デンチャースペースを考慮してアタッチメント製作（ボールアタッチメントやロケーター® アタッチメントの場合はサイズを選択）

④金属フレームワーク（本症例ではジルコニア床）の製作．義歯内に埋め込むマトリックス（フィメール）やクリップのスペースを開けておく（→）．

⑤義歯の重合・完成

⑥バーアタッチメントの口腔内装着

⑦粘膜面・辺縁調整終了後にマトリックス（フィメール）やクリップを義歯内へ組み込む（→）． 基本的に口腔内で行う

即時重合レジンを使用し，アタッチメントのアンダーカットに余剰レジンが入り込まないように注意する．

⑧咬合の調整を行い義歯を完成させる．

デンチャースペースや人工歯の配置を考慮してバーの設計を行う

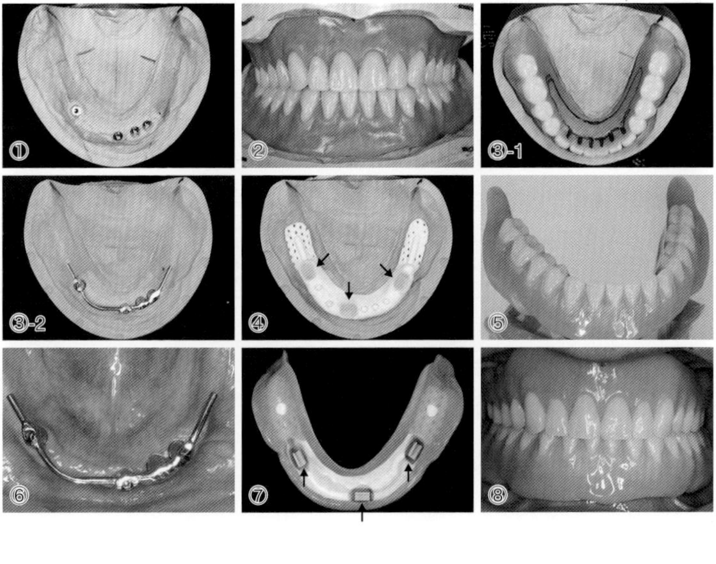

Ⅵ. 機能開始後のインプラントにみられる合併症

A 生物学的合併症

1）軟組織の過形成，肥厚，増殖

アバットメント周囲歯肉の過形成（義歯陰圧に起因し，オーバーデンチャーに多い）．プラークコントロールを行っても治癒しない場合は切除する．

2）インプラント周囲粘膜炎→ p.110 参照

インプラント周囲における骨吸収を伴わない局所的病変

3）インプラント周囲炎→ p.110 参照

インプラント周囲における，骨吸収を伴う局所的病変

4）インプラント自体に関連する合併症

（1）オッセオインテグレーションの喪失

原因：インプラント周囲炎，過度の咬合力や悪習癖による負担過重，隣接歯からの炎症波及（根尖病巣，歯周炎，破折）

（2）インプラント体の破折

原因：過重咬合や悪習癖による負担過重，上部構造の不適合による応力集中

B 材料・補綴学的合併症

上部構造に対する合併症の多くは，以下の 3 要因によることが多い．

1）材料・補綴学的要因

（1）スクリューの緩みと破折

原因

・スクリューの締め付け力不足

・アバットメントや上部構造の適合不良

・悪習癖や過度の咬合力

予防・対応

・適正なトルク力で締結

・技工精度の向上

・新品のスクリュー使用

・適切な咬合接触付与

・咬合様式，咬合調整の確認

(2) 上部構造（フレームワーク）の破折・破損

原因

・延長部，応力集中部，連結部，金属やジルコニアが薄い部分，鋳造欠陥部などに頻発する．インプラントの配置が不適切

予防

・適切な咬合接触付与

・適切な前装材料選択

・適切なフレームワークデザイン

・ナイトガードなどによるパラファンクションの予防

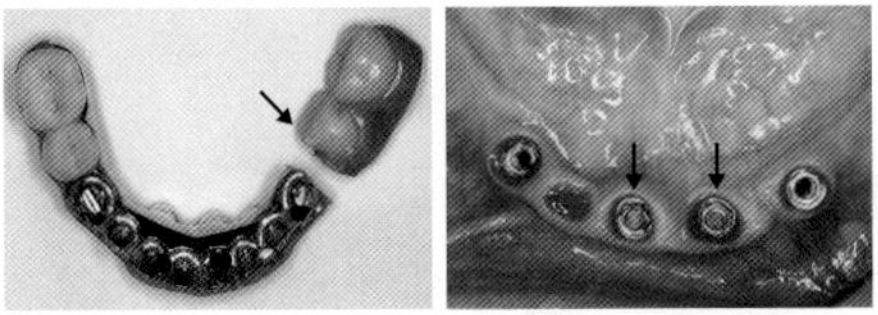

不適合によりフレームワークとアバットメントが同時に破折した症例

(3) 前装部の破折・破損

原因

・咬頭干渉，悪習癖

・不適切なフレームワークデザイン

・不適切な前装（咬合面）材料選択

予防

・適切な咬合接触付与

・適切な前装材料選択

・適切なフレームワークデザイン

・ナイトガードなどによるパラファンクションの予防

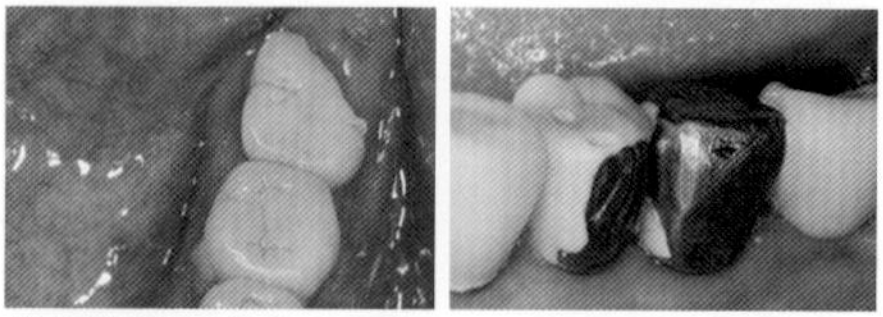

前装陶材の破折

(4) 上部構造の脱離 セメント固定式

原因

・アバットメントの軸面テーパーが大きい，軸面高さがない

・上部構造とアバットメントの不適合

・不適切なセメント選択

・咬頭干渉，偏心位ガイドの不良

予防・対応

・上部構造とアバットメントの適合性向上

・スクリュー固定式を考慮する．

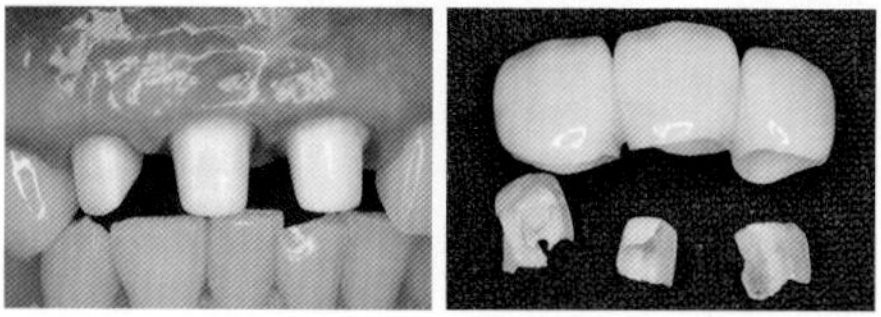

本例は不適切なアンテリアガイダンス付与と不適切なセメント選択(接着性セメントの不使用)が原因

(5) セメントの残留：インプラント周囲炎 セメント固定式 → p.110 参照

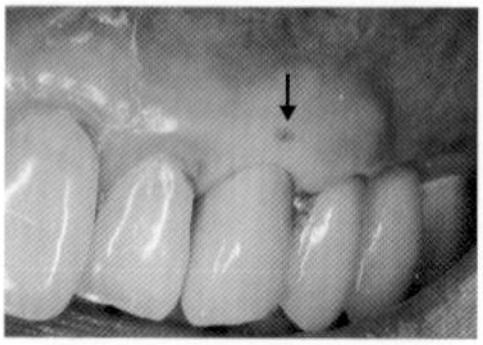

瘻孔からの排膿

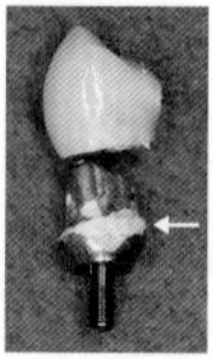

マージン下のセメント残留

原因

・歯肉縁下への余剰セメント流出と残留

予防・対応

・歯肉縁上にマージンを設定する．

・丁寧かつ確実にセメントを除去する．

・セメント使用量の調整

・セメント溢出孔の設置

(6) 上部構造の浮き上がり セメント固定式

原因

・アバットメントの軸面テーパーが小さい．

・セメントスペースがない．

・セメント使用量が多すぎる．

予防・対応

・セメント使用量の調整（余剰セメントを少なくする）

・セメント溢出孔の設置

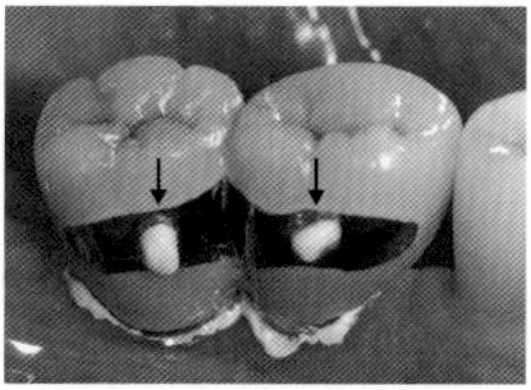

セメント溢出孔を設けてセメントの浮き上がりと歯肉縁下への余剰セメントの圧入を防止する．

(7) アタッチメントの破折・破損，維持力の低下 IOD

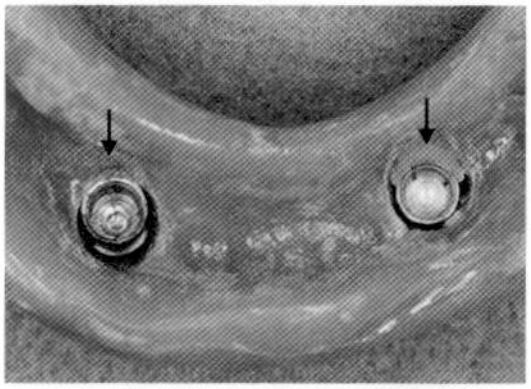

ボールアタッチメントのマトリックス(フィメール)部の破損

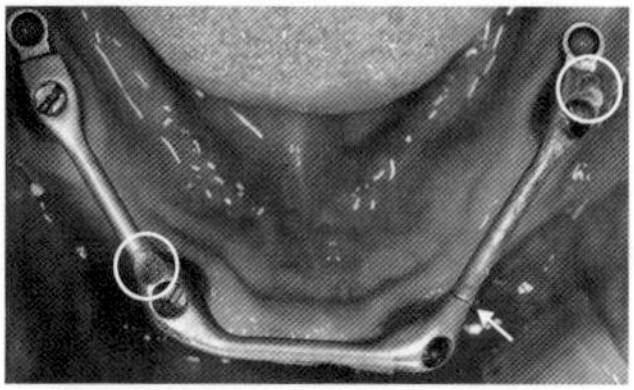

義歯の動揺によるバーアタッチメントの破損(→)と異常な摩耗(○)

原因

・IOD の設計不良

・不適切なアタッチメントの選択

・インプラント埋入本数・角度の不良

予防・対応

・適切な IOD 設計

・適切なインプラント埋入本数・位置・角度

・アタッチメント部分を金属フレームワークでカバー

・定期的なマトリックス（フィメール）交換

(8) 義歯床の破折・破損，人工歯の脱落 IOD

原因

・IOD の設計不良

・レジン部分の径時的劣化

・人工歯の摩耗・咬耗

予防・対応

・定期的な咬合管理（咬合調整，リライニング）

・金属・ジルコニア製の義歯フレームワークを使用

2）咬合・生体力学的要因

機能下のインプラントでは咬頭干渉，悪習癖などによる負担過重の回避が重要である．材料・補綴学的合併症の多くは咬合由来の負担過重に関連することが多い．

・スクリューの緩みや破折

・前装冠の破折・フレームワークの破折

・アバットメントやインプラント体の破折・破損

・インプラント周囲骨の異常吸収

・オッセオインテグレーションの喪失

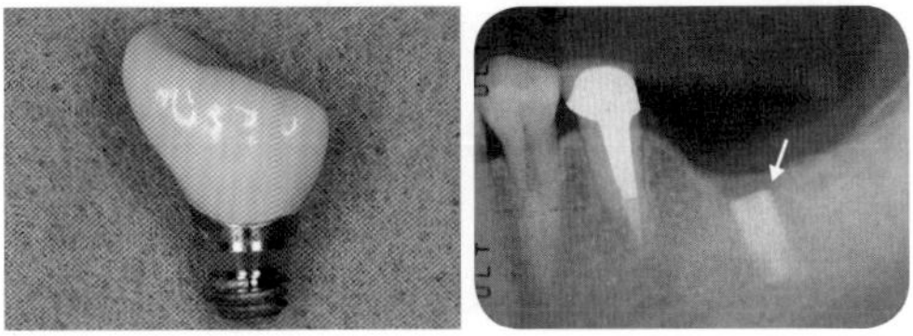

埋入位置不良による過重負担により上部構造ごとインプラント体が破折した.

3）審美的要因

審美的な問題は患者の主観的な要素も加わるために非常に複雑である. これらのリスクを回避するためには, 術前の十分な検査と適切な治療計画が必要である.

(1) インプラント埋入位置・角度が問題となる場合

不適切なインプラント埋入位置・本数・角度により, 理想的な上部構造の製作が困難. 硬組織, 軟組織の質と量の不足により, 時間経過とともに周囲組織が変化して審美的問題を引き起こす.

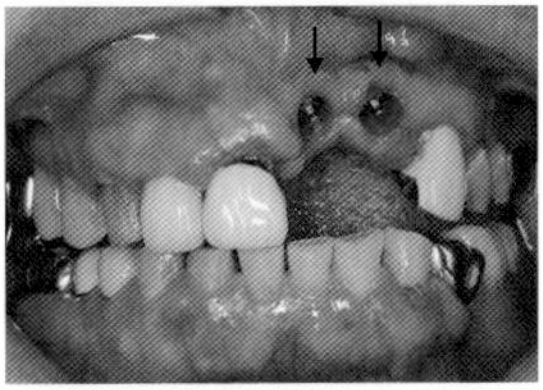

不適切な埋入位置

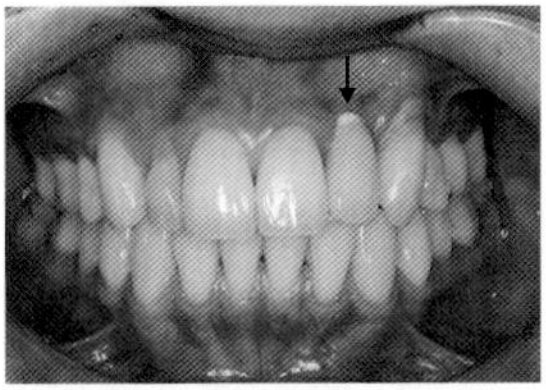

アバットメントの露出

(2) 上部構造の質や完成度自体が問題となる場合

・上部構造のデザイン, 色調, 形態が悪い.

・隣在歯形態との不調和（左右の対称性, 下部鼓形空隙, 歯間空隙）

原因

・インプラント埋入位置・角度により上部構造形態が制限を受ける.

・隣在歯の形態不良の影響（補綴処置を行わなかった）

(3) 患者自身が問題となる場合

・審美的要求レベルが高すぎる.

・口腔衛生状態が悪い.

C 補綴学的合併症と生物学的合併症の混合型

・咬合による垂直・側方方向の過重負担に周囲組織の炎症が加わると相乗的に骨へ炎症が波及する.
・咬合管理は補綴学的合併症のみならず，最終的には生物学的合併症に影響を与える.
・不適切な形態の上部構造はプラークコントロールを妨げ，生物学的合併症を惹起する.

Ⅶ. 超高齢社会における今後の課題・問題点

A 患者側の要因

・インプラント治療患者の高齢化
・インプラントの普及に伴い，各種合併症・失敗症例などの絶対数が増加
・高齢・有病化により通院が不可能になった場合の対応（現在は来院可能者を対象に治療方法が確立）

B 術者側・医療従事者の要因

・地域包括ケアの中で高齢インプラント患者に対応が困難
・「かかりつけ医」でインプラント治療や適切なトラブル対応が困難
・訪問歯科診療において適切なインプラント治療やトラブル対応は困難
・高齢・有病化に伴い，上部構造をメインテナンスしやすく改造する必要性
・インプラントにかかわる諸問題事象を解決できる知識・技術教育が必要

Chapter 5
リコールとメインテナンス

Check Point

- メインテナンスの内容や検査項目，術式を理解する．
- 支持療法を理解する．
- 天然歯とインプラントの周囲組織の違い・特徴を理解する．
- インプラント周囲炎の治療方法，予防方法を理解する．

Ⅰ．リコールとメインテナンスの基本事項

A メインテナンス時の評価，処置

評価項目は機能開始後のトラブルの確認が主となる．各種合併症に関与するリスクファクターや合併症の状況把握をして適切な対応処置や予防策を講じる．

1）メインテナンスの間隔

①上部構造装着時をベースラインとする．

②装着直後は比較的短期間に来院させ，問題事象を抽出する．

③清掃状態などを見極めてリコールの期間を決定する（3～4 か月に 1 回が一般的）．

2）画像検査を行う時期→ p.25 参照

①口腔内エックス線撮影：初診時，インプラント体埋入手術直後，上部構造装着直後，経過観察時，その他必要時

症例，治療範囲，残存歯の状況によりパノラマ・デンタルエックス線を使い分ける．

②歯科用 CT 撮影：必要時

106 リコール・メインテナンス時に行う検査項目・処置内容 よくでる

検査対象	検査項目		検査・指導内容
インプラント体と上部構造	動揺の有無	上部構造の動揺	アバットメントスクリューの緩み，セメント溶解
		インプラント体の動揺	インプラント体の撤去を含めて，早急な処置が必要
	上部構造の破損の有無		前装部破折の有無，アクセスホール封鎖材の脱離
	歯石・プラークの付着状態		プラークインデックス(PI)：歯石・プラークの付着部位確認，清掃方法の確認と刷掃指導
	食片圧入の状態		天然歯とのコンタクト部で経時的に歯間離開が発現することがある 食片圧入はインプラント周囲炎を増悪させる
	清掃性の確認		歯ブラシ・歯間ブラシ・デンタルフロスを基本器具とする
	プラークコントロールの状態		清掃器具が多岐にわたるので，使用法を習得させる
周囲軟組織	軟組織炎症の有無		ジンジバルインデックス（GI）：インプラント周囲粘膜炎とインプラント周囲炎との鑑別診断が重要
	滲出液・排膿状態		インプラント周囲粘膜の圧迫により確認
	プロービングポケットデプス(PPD)		6 点法によるプロービングポケットデプス測定 天然歯より慎重なプロービングが必要
	プロービング時の出血(BOP)		出血部位とプロービングポケットデプスの関連
	インプラント周囲軟組織の変化	増殖・退縮状況	上部構造周囲軟組織の退縮，異常な軟組織の増殖
		角化粘膜の幅・変化	角化粘膜の幅や厚みの変化➡炎症の波及への抵抗性
骨吸収	口内法撮影		パノラマエックス線画像より口内法のほうが鮮明
	歯科用 CT 撮影		三次元的な骨吸収状態の観察には歯科用 CT が必須
咬合	咬合接触状態		上部構造と対合歯の咬頭嵌合位と偏心運動時の咬合接触状態 ・咬合紙の引き抜き試験 ・感圧フィルム(デンタルプレスケール)による確認

咬合	偏心位運動時の咬合干渉	少数歯欠損	【臼歯部の上部構造チェック項目】 ①臼歯離開咬合の付与 ②インプラントが側方ガイドに関与する場合(小臼歯)→滑走面の滑らかな動き，後方臼歯の離開状況，対合歯の咬耗・摩耗(ファセット)状態，滑走面前装材料のチッピングや破折状態
			【前歯部の上部構造チェック項目】 ①滑走面の滑らかな動き, 後方臼歯の離開状況, 対合歯の咬耗・摩耗(ファセット)状態，滑走面前装材料のチッピングや破折状態 ②フレミタス(手指による微小動揺の触知)
		多数歯欠損	犬歯誘導・グループファンクション 臼歯部の離開状態，ガイド部分に過度な接触が発生していないか(ファセット，前装部の破損状態を観察)
		可撤性上部構造(IOD)	バランストオクルージョン，リンガライズドオクルージョン(全部床義歯に準ずる)
	悪習癖		グライディング，クレンチングの有無 頬粘膜・舌圧痕 バイトプレーン，ナイトガードの使用状況 咬合面咬耗状態 咬合面の異常咬耗(ファセット・光沢)
残存歯	齲蝕 歯周病の状態・変化 補綴装置の状態 咬合状態		隣在歯や対合歯の①齲蝕，②歯周病，③補綴装置，④咬合状態・咬頭干渉などを観察する

B 口腔ケアに使用する器具

基本的に天然歯の場合と同様に行うが，インプラント体やアバットメントのチタン表面を傷つけないように，プローブやスケーラー（手用・超音波）はプラスチック製のものを使用する．

①プラスチックプローブ［軽圧（02～0.3 N/20～30 g)］
②歯ブラシ

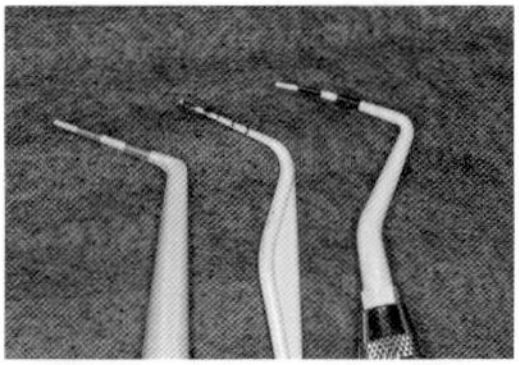

各種プラスチックプローブ

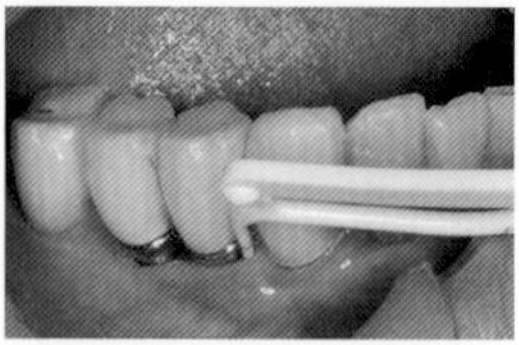

プラスチックプローブによるプロービング

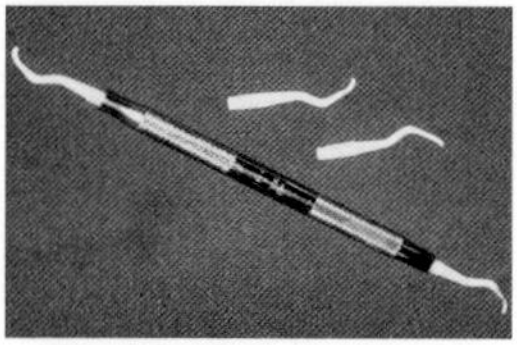

プラスチックスケーラー

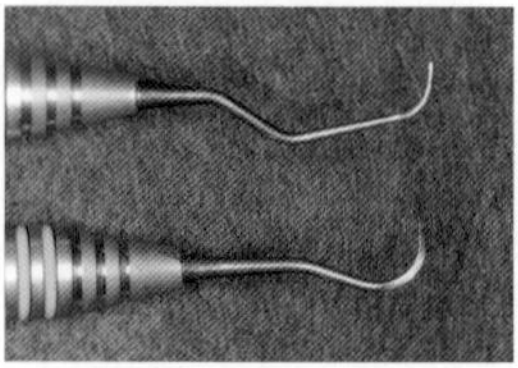

チタン製スケーラー

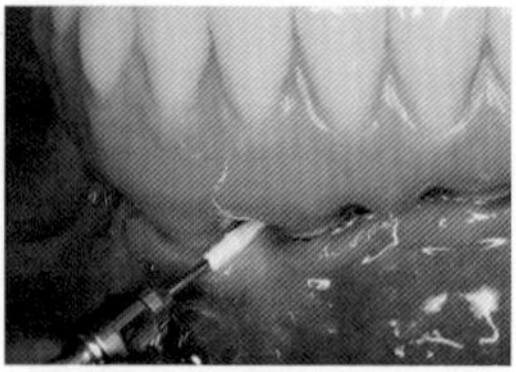

PEEK プラスチックチップによる機械的清掃

③歯間ブラシ

④タフトブラシ

⑤デンタルフロス，スーパーフロス

⑥プラスチック/チタン製スケーラー（グレーシー型，カマ型，ホウ型など）

⑦エアアブレージョン（グリシンパウダー，エリトリトールパウダー，β-TCP パウダー）

⑧ PMTC 用器具/ペースト

⑨ PEEK プラスチックチップ（ポリエーテルエーテルケトン）

⑩含嗽剤

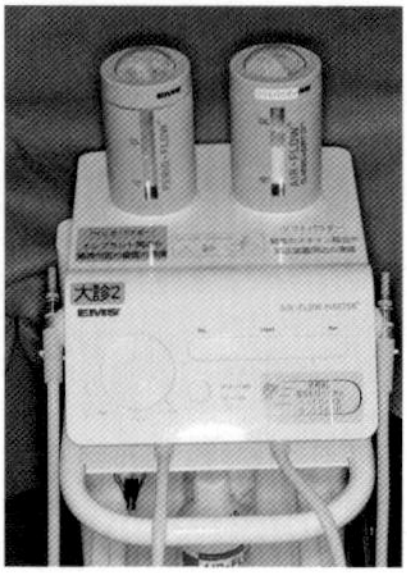

エアアブレージョン

エアアブレージョンパウダー：
①グリシン：食品添加物としても使用され生体親和性が高い．従来の歯面清掃用の重炭酸ナトリウムパウダーに比較して清掃力は弱いが，噴霧面の滑沢性は高い．
② β-TCP：生体親和性が高い．生体内吸収性と適度な硬度により有効性が期待される．

PEEK プラスチック：熱可塑性エンジニアリングプラスチックの一種で，高い温度対応性を備えている．インプラントやアバットメント表面の汚染物質の除去を目的とし，音波または超音波スケーラーに円錐形の PEEK プラスチックチップを使用する．

Ⅱ．インプラントと天然歯の周囲組織の違い

よくでる

インプラント	天然歯
歯肉線維（結合組織）	

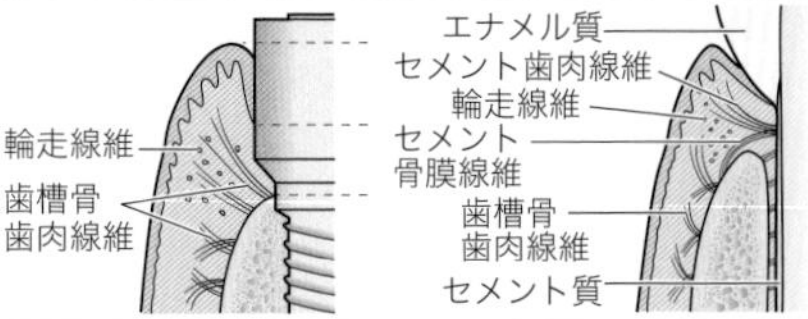

骨頂部から歯根に垂直方向のみに走行し，天然歯のそれよりも疎である 輪状線維はインプラントを取り巻くように走行している	歯肉線維はセメント質あるいは骨頂部から歯根に垂直・水平・斜め方向に走行し，強い結合を示す⇒これが炎症に対するバリア効果を示す 輪状線維は天然歯を取り巻くように走行している
血管走行	

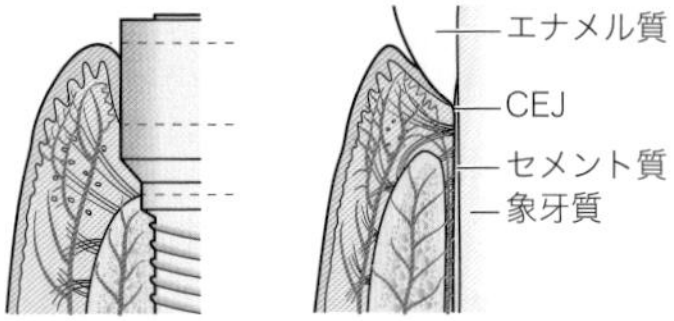

歯根膜からの供給がない 骨膜・結合組織からの血流に依存するため，周囲歯肉の栄養供給に制限がある	歯根膜・骨膜・結合組織から十分な血流を確保
内縁上皮の付着	

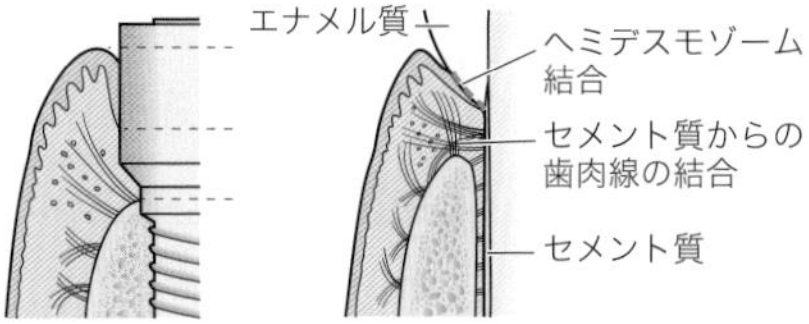

アバットメントや上部構造表面とは結合しない 健康な歯肉の締めつけ力（クリーピング）により外界交通を防いでいる	エナメル質との間にヘミデスモゾーム結合
炎症の波及状態（バリア機構）	
歯肉線維と血管からの栄養供給が疎なため，炎症が深部に波及しやすい 歯肉線維の結合と血管からの栄養供給の面で天然歯に比較して不利	上皮接合，豊富な歯肉線維，血管からの栄養供給が豊富なため，炎症に対する抵抗性が高い

CHECK! インプラントが天然歯と比較してより定期的かつ慎重なメインテナンスが必要な理由

①インプラントは非自己（異物）なので，生体の排除機構の影響を受けずに生体内で機能を持続させる必要がある.
②歯根膜がない＝オッセオインテグレーション
③インプラント周囲組織が疎である（歯肉線維の走行・数）.
④インプラント周囲組織の栄養状態（脈管系が天然歯と異なる＝乏しい）
⑤上部構造の形態・材質によってはプラークが蓄積しやすい.

Ⅲ. インプラント周囲炎

・機能開始後のインプラントに発生する，細菌感染や過重負担などの結果生じたインプラント周囲の骨破壊を伴う炎症性病変
・インプラント周囲粘膜の発赤や腫脹に加え，プロービングポケットデプスの増加，BOP，排膿，周囲組織の退縮などの臨床所見が複合的にみられる.
・同一口腔内においてインプラント周囲炎の細菌叢と天然歯周囲の細菌叢が類似．歯周病原細菌による細菌感染
・細菌感染に加え，咬合干渉や過重負担などの力学的因子により相乗的に悪化する.
・インプラント周囲粘膜炎との鑑別診断にはエックス線検査が必要

インプラント周囲粘膜炎とインプラント周囲炎の比較 よくでる

項目	インプラント周囲粘膜炎	インプラント周囲炎
天然歯における病態との比較	歯肉炎	歯周炎
転帰	可逆性	不可逆性
プロービング時の出血(BOP)	あり・なし	あり
周囲支持骨の吸収	なし	あり
インプラント体の動揺	なし	基本的に動揺なし(骨吸収が先端付近に及んだ場合には動揺が生じる)

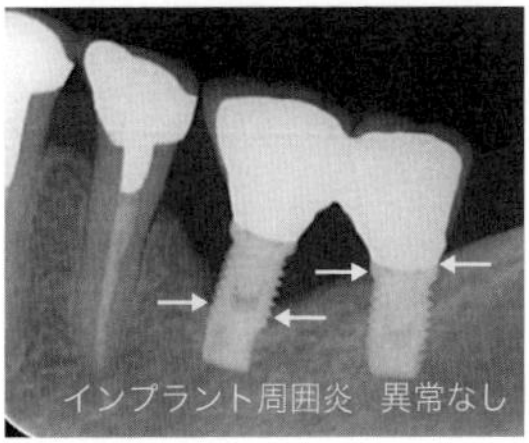

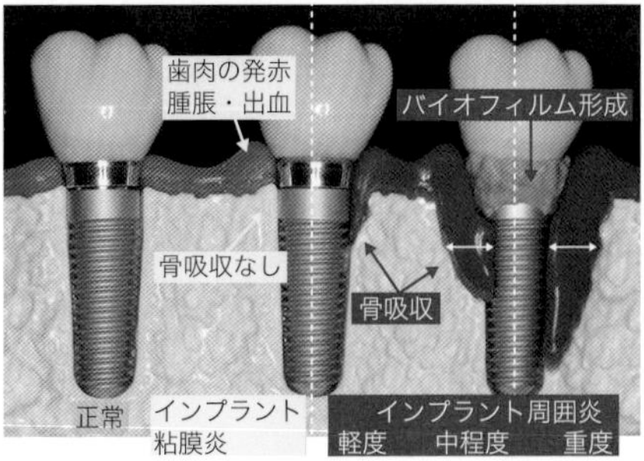

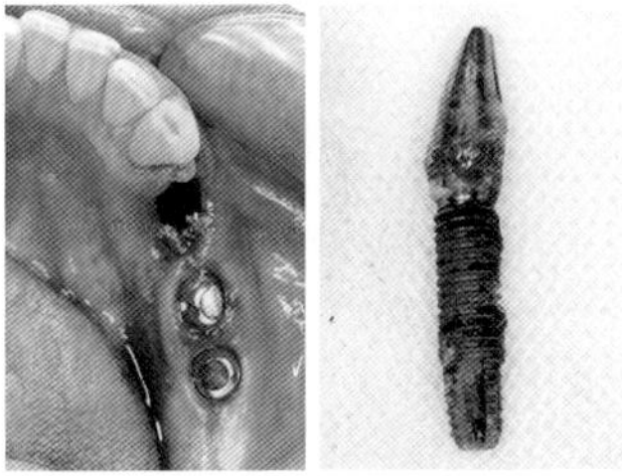

インプラント周囲炎を放置した結果，インプラント体が自然脱落した例
インプラント先端までプラークに汚染されている．排膿などの臨床症状は認められたが疼痛はなかった．一般にインプラント周囲炎では，インプラント長3/4～4/5程度まで骨吸収しても顕著な動揺が認められないことが多い．

CHECK!　口腔衛生を妨げる要因

①浅い口腔前庭
②インプラント周囲の角化粘膜不足
③インプラント周囲・隣接部粘膜のクレーター
④小帯・筋の付着部位異常
⑤薄い可動性周囲粘膜

CHECK!　角化粘膜の臨床的意義

角化粘膜の存在はインプラント，天然歯と同様に周囲組織の健康を保つために重要である．
①細菌侵襲に対する粘膜封鎖の向上
②機械的刺激への抵抗
③辺縁歯肉の退縮予防
④炎症の深部波及抑制
⑤自浄性のある環境づくり
⑥食渣停滞を最小限にする．

Ⅳ．支持療法（supportive therapy：SPT） よくでる

A 目的と実施内容

1）目的

機能下のインプラントを長期に安定した状態に確保，維持する．

2）実施内容

①ブラッシング指導

②専門的機械的歯面清掃（PMTC）

③プロービング（BOP の確認）

④抗菌療法

⑤エックス線検査

⑥細菌検査

⑦咬合検査・調整

B インプラント周囲炎の治療 よくでる

グラム陰性嫌気性菌を中心とする病因菌（バイオフィルム）を除去し，インプラント周囲組織の局所的環境を改善する．インプラント体は天然歯と比較して表面構造が複雑で，バイオフィルムの除去が困難である．

1）非外科的療法

①機械的・物理的な清掃，②抗菌療法・免疫療法

2）外科的療法

インプラント体を外科的に露出させ，表面のバイオフィルムのデブライドメント（除染）

デブライドメント：①機械的・物理的な清掃，②エアアブレージョン，③歯科用レーザーの応用

コラム：累積的防御療法（cumulative Interceptive supportive therapy：CIST）

プラークインデックス，プロービングポケットデプス（PPD），プロービング時の出血（BOP），エックス線学的骨吸収量などにより，インプラント周囲組織の病態把握と治療方針を決定するためのプロトコール．しかし，インプラントに対するプロービングの是非に加え，PPD や BOP を基準とした治療法は非現実的であるとして，最近では CIST を用いない傾向にある．国家試験を目指す学生諸君においては，この用語と内容を理解する程度でよいと思われる．

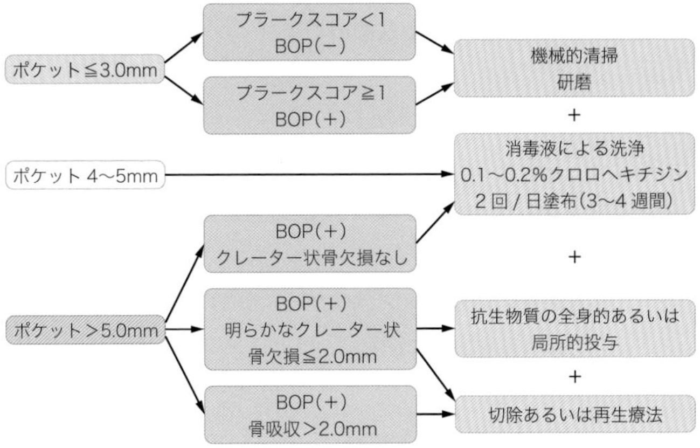

C インプラント周囲炎治療のポイント よくでる

1）初期治療

①罹患部の炎症性病変の消退をはかる

②残存歯の歯周病の診断，ならびに治療を同時に実施

③歯周基本治療に準じ，プラークコントロール指導，デブライドメント，機械的清掃，抗菌療法などを症例に応じて実施．細菌検査も重要な指標となる．

④過重負担に対する咬合調整，ブラキシズムへの対応

⑤喫煙や生活習慣，全身疾患への対応

2）再評価

①炎症の消退後に再評価を行う．

②必要に応じて再初期治療を行う．

3）外科的アプローチ

再評価で外科的処置が必要と判断した場合

インプラント体表面の汚染（バイオフィルム）面を露出して除染，必要に応じて再生治療を行う．

(1) 機械的・物理的デブライドメント

①ダイヤモンドバーによる汚染部位の切削（インプラントプラスティ）：インプラント体表面スクリュー部分の削除

②超音波スケーラー：カーボンファイバーチップ，PEEK プラスチックチップ

③チタン製ブラシ：コントラアングルにチタン製の金属ブラシをつけ，インプラント体表面の除染

④エアアブレージョン：グリシンパウダー，β-TCP パウダーを使用．気腫の発生，周囲軟組織損傷に注意

⑤歯科用レーザー：Er：YAG レーザー，CO_2 レーザーを使用

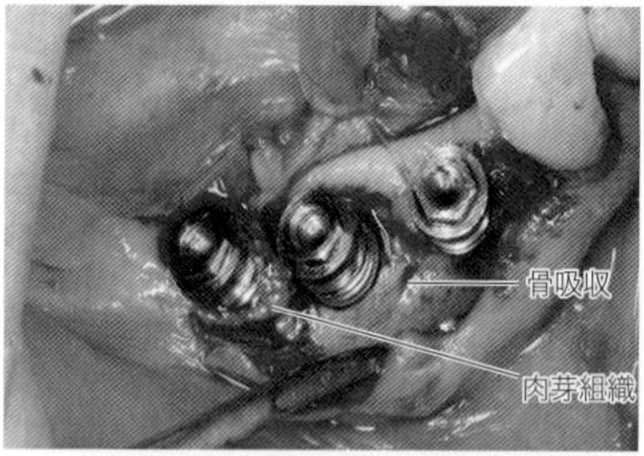

インプラント周囲炎罹患部を剥離・露出させた状態．一部に肉芽組織が残っている．汚染されたインプラント表面を除染・滑沢化することでインプラント周囲炎の進行を止める．

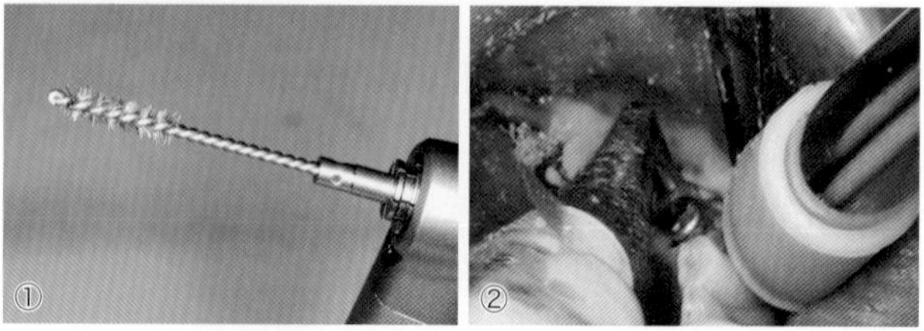

インプラント表面の除染にはチタン製ブラシ(①)やエアアブレージョン(②)を使用する．

(2) 再生療法

自家骨や骨補塡材とメンブレンの併用，エムドゲイン® ゲルの応用

D インプラント周囲炎の予防

・インプラント周囲炎は不可逆的で完治する確率は低い.

・予防に重点を置き，積極的に支持療法（SPT）を永続的に実施する.

・全身的リスクファクター（喫煙，生活習慣病［特に糖尿病］，全身疾患，遺伝形質）の排除・改善・管理

・局所的リスクファクターの排除と管理

インプラント周囲炎の局所的リスクファクターと予防措置

局所因子		予防措置
プラークコントロール	口腔内清掃状態 歯周病（歯周病原細菌の存在）	インプラント治療前の歯周治療の徹底化 ホームケア，リコールにおける清掃の徹底化 定期的な PMTC
	周囲角化粘膜の存在	周囲軟組織の環境改善方法の併用 遊離歯肉移植術，根尖側移動術，結合組織移植術
上部構造	上部構造の形態（デザイン） 上部構造の不適合 インプラント周囲のポケット深さ インプラント体表面性状	フィニッシュラインを歯肉縁下の浅い部分に設定 インプラント埋入位置，深さ，角度への配慮 適切なインプラント径の選択 唇頰側部への骨造成
	残留セメントの影響	スクリュー固定式上部構造の採用 セメンティング方法の配慮 フィニッシュラインの設定位置
	食片圧入・コンタクト離開	上部構造の隣接面形態修正（コンポジットレジン，陶材） 隣在歯の隣接面修復（コンポジットレジン，インレー，歯冠補綴）
	残存歯・上部構造の咬合管理	適切な咬合調整と管理 バイトプレーン，ナイトガードの使用 経時的な咬合状態の確認（リコール時）

参考文献

1）赤川安正ほか編：よくわかる口腔インプラント学．第3版．医歯薬出版，東京，2017.

2）日本口腔インプラント学会編：口腔インプラント治療指針2020 検査法・診断からリスクマネジメントまで．第3版．医歯薬出版，東京，2020.

3）髙森　等，佐藤淳一監：歯学生の口腔インプラント学．第1版．医歯薬出版，東京，2014.

4）日本補綴歯科学会編：歯科補綴学専門用語集．第5版．医歯薬出版，東京，2019.

5）日本口腔インプラント学会編：口腔インプラント学学術用語集．第4版．医歯薬出版，東京，2020.

6）Lekholm U, Zarb GA.：Patient selection and preparation. Tissue integrated prostheses: osseointegration in clinical dentistry（Branemark PI et ao. ed.）. Quintessence Publishing Company，Chicago, 1985, 199～209.

7）Misch CE, Judy KW：Classification of partially edentulous arches for implant dentistry. *Int J Oral Implantol*, **4**：7～13, 1987.

8）松浦正朗，矢島安朝編：衛生士が知っておきたい　よくわかる口腔インプラント．第1版．医歯薬出版，東京，2012.

9）上田秀朗，野村隆祥，城戸寛史，矢野尚一，山本勝己，松浦正朗：下顎へのインプラント体埋入時に発症した口底血腫の2例．日口腔インプラント誌，25：468～475，2012.

索　引

す

せ

そ

た

ち

つ

て

【著者略歴】

萩《はぎ》 原《わら》 芳《よし》 幸《ゆき》

1985 年　日本大学歯学部卒業
1989 年　日本大学大学院歯学研究科修了
2022 年　日本大学歯学部教授

歯科国試パーフェクトマスター
口腔インプラント学 第 2 版　ISBN978-4-263-45885-3

2021 年 5 月10日　第 1 版第 1 刷発行
2022 年10月25日　第 2 版第 1 刷発行

著 者　萩 原 芳 幸
発行者　白 石 泰 夫
発行所　医歯薬出版株式会社

〒113-8612　東京都文京区本駒込 1-7-10
TEL. (03)5395-7638(編集)・7630(販売)
FAX. (03)5395-7639(編集)・7633(販売)
https://www.ishiyaku.co.jp/
郵便振替番号　00190-5-13816

乱丁，落丁の際はお取り替えいたします　印刷・教文堂／製本・愛千製本